病院前周産期救急
Prehospital Perinatal Emergency
実践テキスト 改訂第2版

飯野病院　産婦人科医師

高橋　文成　著

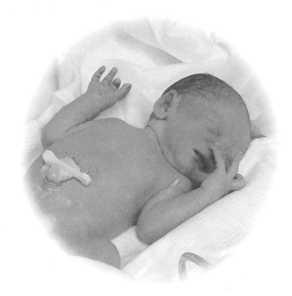

ぱーそん書房

● 改訂第2版に寄せて ●

　平成27年に病院前周産期救急実践テキストを発行して7年。「京都プロトコール」も「京都プロトコール2020」に変わり改訂版を作成しなければと思っていました。

　現場で疾病者の搬送を速やかに適切に行わなければならない救急救命士、救急隊員の皆様は新型コロナウイルス感染症(COVID-19)により大変なご苦労をされたことと思います。またこの記事を書いているこの時期には熱中症の対応で現場は混乱していると伺います。『救急車逼迫アラート』という発表を聞くと、現場の皆様には頭の下がる思いです。

　J-CIMELS(Japan Council for Implementation of Maternal Emergency Life-Saving System；日本母体救命システム普及協議会)で母体救命システムの普及活動を行う中、COVID-19により一時期は講習会の開催すら難しいときもありました。そんな中、開業医や高度医療機関でも無痛分娩が多く実施されるようになり、妊婦さんにとって無痛分娩という選択肢が当たりまえの時代へ突入しつつあります。

　そこで本書でも無痛分娩にかかわるケーススタディを追加し、無痛分娩に関連するものを2ケース、他の症例1ケースを新しく加えました。

　最近ではJ-MELSベーシックコースをはじめ、周産期領域の救急現場学を習得するための機会が徐々に増えてきました。このような講習会に参加して頂き、また本書を読んで頂くことで妊産婦の搬送にあたり少しでもお役に立てれば幸いです。

　そして、「京都プロトコール2020」の引用に関してご快諾を賜わった橋井康二先生に、改めて深謝致します。

　令和5年8月吉日

高橋　文成

● 推薦のことば ●

　分娩の多くは、生命の誕生という限りない幸せを家族にもたらします。ただ、ほんの一部の妊産婦・褥婦に誰もが予測できない危険が突然訪れるのも分娩です。そこでリスクを少しでも早く感知するために産婦人科医と救急医が共同で「京都プロトコール」をつくりました。発症現場の産婦人科医、助産師が母体急変に早く気づき、適切な処置をしつつ高次病院に搬送するためのプロトコールです。筆者の高橋文成先生は、このプロトコールに基づいた実技講習会での非常に優秀なインストラクターです。先生とは、いつも周産期医療の成績をさらに高めるには救急隊の皆さんの協力が不可欠であると話し合っています。プロトコールどおりに母体救命を行うには、救急隊の迅速な対応があって初めて機能するといっても過言ではありません。

　昨今、分娩を取り巻く環境は大きく変化しています。高齢出産によるハイリスクな分娩、未受診での分娩、家族のアシストのない分娩などが増え社会的問題になっています。搬送においても受け入れ施設の選定を含め手間取る場面が多くなり、救急隊員の皆さんの苦労も増えていると予想しています。「病院前周産期救急実践テキスト」はそのような皆さんの苦労を少しでも和らげるための最適なテキストだと思います。

　まず図や写真が多く、それもリアルでわかりやすい。また解説も非常に簡潔で要点を的確に表現しています。周産期医療のスタッフにとっても貴重な内容です。さまざまな場面を設定して、各場面で母体および新生児の危険を少しでも減じて搬送するためのエキスが満載です。産科の経験と救急医療の現場の両者を経験してきた高橋文成先生でないと描写できない内容です。

　今後、「京都プロトコール」を基にした「日本母体救命システム普及事業」が全国で始まります。周産期救急医療の一角を担う皆さんが「病院前周産期救急実践テキスト」で母体急変時対応の基礎を学び、緊急事態に陥っているわれわれ産婦人科の現場に飛び込んで来てくれると心強い限りであり、この事業もさらに強固なものになります。是非このテキストを学び、われわれの活動を助けてください。

　平成 27 年 11 月吉日

京都産婦人科救急診療研究会

幹事　**橋井　康二**

（医療法人ハシイ産婦人科 院長）

● 推薦のことば ●

　病院前救急において、産科関連の傷病者は頻度が少ないが、その重症度、緊急度は高く、救急救命士の日常業務にとって大きなストレスとなっている。産科救急は現在の産科病床の不足など社会的に問題化しており、多くの地域で受け入れ体制など、医療供給システムの構築が急がれている。そのため、産科傷病者の搬送時間が延長するなど、救急救命士による傷病者に対する処置が必要とされる機会も多くなっている。しかし、救急救命士の教育の中では、心機能停止・呼吸機能停止傷病者に対する技術的な指導がその大半を占めており、産科救急に割いている時間は極めて少ない。また、資格取得後に教育を受ける機会も満足とは言えない。そのため、多くの救急救命士は自己学習せざるを得ない状況にある。国内ではいくつかの産科救急に特化したシミュレーション教育がなされているが、まだまだ全国的に普及しているとは言い難い。多くの救急救命士は、消防士の業務を兼務しなければならず、限られた時間で効率よく産科救急のエッセンスを学習することを強く望んでいる。

　今回、高橋先生によって刊行された『病院前周産期救急実践テキスト』は、救急救命士が望んできた産科救急の技術学習に応えたものである。本書の特徴は、前線に立ち、数多くの救急症例を経験した産科医師からみた『救急救命士に最低限これだけはやってきてほしい』という願いが込められている点にある。技術の習得は、多くの場合は『見て』『聞いて』『覚える』という作業になるが、多くの書籍は『見て』の部分が少なく、往々にして文章による解説が多い傾向がある。しかし、本書は図表を多く用いており、この点は、今までの指導書には類をみず、特筆すべきことである。また、解説も救命士のそばに筆者がいて、直接話しかけるように解説している。つまり、本書は『読みながら臨床教育が受けられる』ように書いているのである。これは、常に現場で病院前産科救急にかかわってきた筆者の救急救命士に対する熱いメッセージであり、自分ならこう教えていきたいという臨床教育家としての強い意志の現れであろう。

　本書は、救急救命士をメーンターゲットにしているが、救急救命士に限らず、助産師、看護師、研修医などの産科に携わることがある多くの方の学習書に最適である。本書は、何度も読むことによりイメージトレーニングができ、実際の現場で何を見なければならないのか？　何から始めなければならないのか？　などの疑問に答えてくれるであろう。産科救急に携わる者の机の上には、常に置いておきたい1冊であり、本

書を心より推薦するものである。
　平成27年11月吉日

救急振興財団救急救命東京研修所

教授　南　浩一郎

● 初版発行にあたって ●

　救急救命士、救急隊員の皆さんは、日々大変な思いをしながら現場活動をされていることと思います。

　交通事故による多発性外傷に対応したり、火災現場での救急救命活動であったり、災害現場での救助活動であったり。

　どのような場所であっても、どのような人であっても、また、どのような年齢層であっても適切な判断と対応が要求される大変な仕事だと思います。

　傷病者の搬送を速やかに適切にするためには、重症度と緊急度の判断を適切に行い、適切な処置を行うことが要求されています。心肺機能停止、意識障害、呼吸困難、腹痛、外傷、熱傷、溺水など、ケースにより要求される内容は異なると思います。

　さまざまなケースの傷病者の搬送がある中、周産期救急は病院前救急での対応がわかりづらい領域かと思います。

　何よりも母体と新生児(胎児)2人の傷病者の対応を1回の活動で行わなければならないということが特殊だと思います。

　今回紹介した京都産婦人科救急診療研究会の「京都プロトコール」の中では、「急変の感知」の中で救急救命士に関する記載があります。このプロトコールの中で記載されているということは素晴らしいことだと思います。

　本書では、まず初めに女性に関する話を書いています。直接救急救命には関係のない内容かも知れませんが、知っておくとよいことを中心にまとめました。

　その後、周産期救急救命総論の中で京都プロトコールを紹介しています。この内容は目の前で急変しつつある母体を、高度医療機関に搬送するまでの間に、その場にいるメンバーが行うべき救命処置に関するアルゴリズムです。この中で周産期救急救命の基本を理解できると思います。

　また基本的に理解しておいてもらいたい疾患(病態)をケーススタディとして10ケース挙げています。ここで具体的な内容を各論として理解してもらえると思います。

　周産期領域の救急現場学を習得するには、教科書の勉強も大事ですが、可能であれば分娩に関する研修実習や、新生児蘇生法に関する講習会などに積極的に参加することをお勧めします。

　ただ、救急救命士を対象にした実習や講習会が少ないことも事実です。定期的に、

実習や講習会を受講できるような社会的な環境整備を行うことも重要なことだと考えます。

　この本が皆さんにとって、どのくらい役に立つのかはわかりませんが、周産期救急救命の総論や各ケーススタディをしっかりと読んで頂ければ、妊産婦の傷病者搬送にあたっても、少しはドキドキを緩和できると信じています。

　最後に「京都プロトコール」の引用に関してご快諾を賜わった、京都府産婦人科医会理事・京都産婦人科救急診療研究会幹事・ハシイ産婦人科院長の橋井康二先生に改めて深謝致します。

　平成27年11月吉日

高橋　文成

目 次

Ⅰ・総 論

Ⅱ・周産期救急

Ⅲ・ケーススタディ

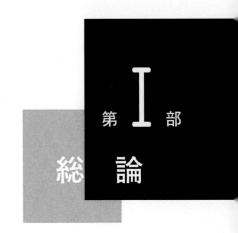

第Ⅰ部

総論

1 はじめに

　周産期領域の救急の知識を勉強する前に、そもそも女性とは？　に関して知っておいてもらいたいと思います。

　皆さんは女性というと、どんなイメージを考えますか？

　私の周りにいる女性スタッフに「女性」でイメージする言葉を挙げてくださいと聞いたところ、

①やさしい

②やわらかい

③強い

④華やか

⑤いいにおい

⑥たおやか

⑦ピンク（色で表現する人がほかにもいて赤もありました）

　一方、男性メンバーに「女性」でイメージする言葉を挙げてくださいと聞いたところ、

①やさしい

②美しい

③きれい

④きれい好き

⑤細かい

⑥執念深い

⑦気を遣う（機嫌をうかがう必要がある）

⑧長髪

　ほかにもたくさんの意見を頂きましたが、面白かったのは女性からはあまりネガティブな内容は出ませんでしたが、男性からはポジティブな意見がある一方、「細かい」「執念深い」「気を遣う」など男性陣が普段から女性に対していろんな意味で気を遣っていることがうかがえます（このケースは、あくまで私の周りの意見で一般的なものとは違うことを追記しておきます）。

　さて救急の現場は男性傷病者ばかりでなく、女性の傷病者も当然います。救急救命士の世界は男世界で（女性の救急救命士も知っていますが、まだかなり少ないと思います）、女性のからだのことを理解している男性救急救命士はどれくらいいるでしょうか？　さらには女性の心のことは？　と聞かれると私も含め、なかなか理解が難しい領域です。

　特に男性メンバーから出た意見の⑦は特徴的で、「女心と秋の空」という表現があるほど、

"女性の心は感情の起伏が出やすく、移り気だ"的な表現をされるのも（あまり記載すると怒られますが）、女性ホルモンのなし得る技だと思います。

　第Ⅰ部では、簡単ではありますが女性についての基本的（解剖、ホルモン）なことについて初めに記載したいと思います。

　ちなみに、女性スタッフに「男性」でイメージする言葉を聞いたところ、「頭がかたい」「うそが下手」「話を聞くのが下手」等々、圧倒的に悪いイメージが優位でした。

2 女性のからだ

　男になるか、女になるか。決定づけているものは性染色体といわれているものです。染色体は46本あり、そのうちの2本が性染色体と呼ばれています。この2本がXXだと女性に、XYだと男性になります。

　難しい話は成書を読んで頂くことにして、皆さんは、XXは女性、XYは男性と覚えておくとよいでしょう。

　からだの違いとしては、生殖器が一番わかりやすいと思います。女性の生殖器は子宮、卵巣、卵管、腟（**図1**）などがあり、男性は陰茎、精巣、精管、陰嚢、前立腺などがあります。

　思春期にからだの変化があらわれてきて、男性は筋肉がつきやすくなり、喉仏が出てきたと同時に声変わりをして、ひげが生え出します。いわゆる男らしいからだつきというやつです。一方、女性は脂肪がつきやすくなり、胸が膨らんできます。骨盤もこの時期から大きくなってきます。この時期に女性らしいからだつきになってきます。男女共通では、皮膚の脂が増えてニキビが出てきたり、わき毛、陰毛が生えてきます。

　女性のからだを知るのに一番大切なことは女性ホルモンだと思います。女性ホルモンにかかわる難しい話は成書をみて頂くこととして、ここでは女性ホルモンに関して簡単に解説します。

　代表的な女性ホルモンには、エストロゲン（卵胞ホルモン）とプロゲステロン（黄体ホルモン）があります。

　俗に、女性ホルモンというとエストロゲンを指すことが多い印象を受けます。ざっくりいうと女性らしくするのがエストロゲンで、きめ細やかな肌を形成するのもエストロゲンであり、血管にも、自律神経、精神状態にも作用します。

　エストロゲンがきちんと分泌されていれば子宮、腟の働きを活発にし、セックスをスムーズにする作用があります。不足すれば月経不順、性交痛、不妊の原因にもなります。骨にも

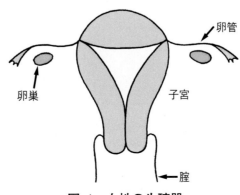

図 1. 女性の生殖器

影響を及ぼし、長期間不足状態が続けば骨がもろくなります。自律神経系では、エストロゲンが安定していれば健やかな日々の生活を送れます。一方、不足してくれば更年期障害で有名な「のぼせ」などを代表とする不定愁訴が起こりやすくなります。

　プロゲステロンは基本的に妊娠をサポートするホルモンで、子宮内膜に受精卵が着床しやすい状態にするものです。排卵後に卵巣に残った卵胞が黄体になり、そこから分泌します。水分保持（むくみ）、食欲増進（過食）効果など、プロゲステロンが上昇してくるタイミングで身体的不調を感じやすくなり、精神的にも不安定になります。この時期が「女心と秋の空」という表現をつくり出したのかも知れません。

　さて次に、女性に起こって男性には起こらないもの「月経」について記載します。皆さんは月経が何か？　きちんと説明できますか？

3 月経とは

　子宮の内側は子宮内膜で覆われています。子宮の左右には卵巣があって、そこで卵胞と呼ばれる卵子の入った袋が育ち、月に１つの卵子が排出（排卵）されます。

　この卵子は卵管を通り、子宮内膜までコロコロ転がっていきます。

　排卵のタイミングでセックスすれば、精子が腟から子宮に入り込み、卵管の周りで卵子と出会い受精卵となり、子宮内膜へ転がっていきます。この現象が着床です。

　さて子宮内膜は、この受精卵を受け入れるためにフワフワな状態になります。実は子宮内膜は受精するしないにかかわらず毎月フワフワになります。卵子が受精しないと「お役御免」で剥がれ落ちます。

　子宮口から出血という形で内膜が排出される現象が「月経」なのです。

　ドラマなどで聞かれる「今月の生理が遅れているの…」という台詞は、フワフワの内膜に受精卵が着床したことを意味します。

　もう一度簡単にいいます。

　「受精卵が着床するためにフワフワになった子宮内膜が、卵子が受精しなかった場合に剥がれ落ちる現象を月経と呼びます」。却って難しいでしょうか？…

《参考》「正常と考えられている月経のめやす」
・月経周期：25〜38日（変動６日以内）
・出血持続期間：3〜7日
・経血量：20〜140 mL
・初　経：12歳頃
・閉　経：45〜55歳（平均50歳前後）

　また、基礎体温は朝、目が覚めてすぐに計測した体温で、この体温を記入したものが基礎体温表です。排卵がきちんと行われているか、また排卵日の予想、黄体機能不全の診断、妊娠の早期診断、次回月経の予想などが可能になります（図2）。

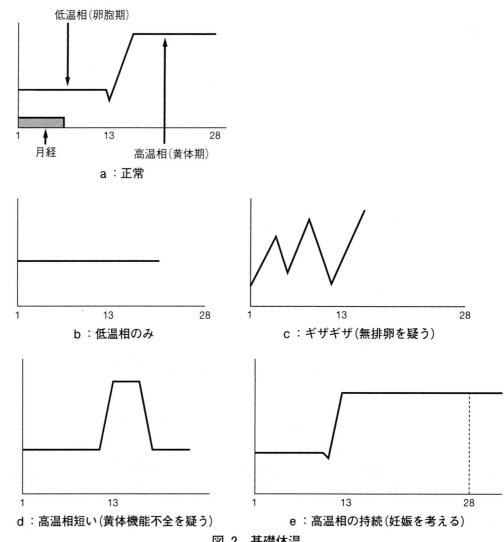

図 2. 基礎体温

妊婦に限らず、女性傷病者の搬送時に聞いておきたい内容を記載します。

まずは通常、産婦人科外来でどのような問診が行われているか、参考までに以下にまとめてみました。

①今日はどのようなことで受診されましたか？
（腹痛、腰痛、おりもの、かゆみ、不正出血、月経痛、月経不順、無月経、過多月経、過少月経、子宮筋腫といわれた、卵巣がはれているといわれた、妊娠しているかどうか、避妊の相談、子どもができない、性交痛、尿漏れ、ほか）
②いつ頃からその症状がありますか？
　～日前　　～月前　　～年前

③月経について

　　・初めての月経は？

　　・月経周期　順、不順　　　〜日周期（28日サイクルなど）

　　・月経期間　〜日（持続期間）

　　・月経の量（多い・ふつう・少ない）

　　・月経随伴症状（頭痛、下腹部痛、腰痛、ほか）

　　・最近の月経は（　　年　　月　　日より　　日間）

　　・閉経の年齢は？

④性交・妊娠について

　　・セックスの経験はありますか？

　　・妊娠されたことはありますか？

　　1回目（　　歳）（中絶・流産・分娩）（　　ヵ月）（男・女　　　　g）

　　2回目（　　歳）（中絶・流産・分娩）（　　ヵ月）（男・女　　　　g）

　　3回目（　　歳）（中絶・流産・分娩）（　　ヵ月）（男・女　　　　g）

⑤ほかの病院でも診てもらったことがありますか？

　　あるの場合は、その病院でどのような説明を受けましたか？

⑥現在、服用中のお薬はありますか？

　　飲んでいる場合は、薬の名前はわかりますか？（　　　　　　）

⑦これまでにお薬や食べ物などでアレルギーが出たことはありますか？

　　ある場合、どのような症状でしたか？（　　　　　　）

⑧今までに大きな病気や、手術をしたことがありますか？

　　ある場合、どんな病気や手術でしたか？（　　歳　　　　　　）

⑨ご家族やご親戚で次のような病気にかかったことのある人はいますか？

　　心臓病（　　）糖尿病（　　）高血圧（　　）脳卒中（　　）

　　がん　（　　）結核　（　　）喘息・アレルギー（　　）

　　その他（　　）

⑩お酒は飲みますか？

　　飲む場合は　1日（ビール・日本・ウイスキー）を（　　本・合・杯）ほど

⑪タバコは吸いますか？

　　吸う場合は（　　）年前から　1日（　　）本

　このようなことを診察前に記載してもらいます。

　産婦人科領域は人様の裏側を知る領域にもなりますので、「えっ！　こんなことも聞くの？？」なんて思われるかも知れません。

　産婦人科診察をするうえで、いずれも大切な問診項目なのですが、救急の現場では上記のすべてを聞く必要はないと思います。ただ確認しておくとよい項目のみ以下に記載しておきます（以下の項目は妊婦に限らず、産婦人科一般救急搬送時の項目です）。

❶自覚症状

　出血なのか、お腹が痛いのか等々。ただこれは救急119番の覚知の段階である程度はわかる内容かと思います。

❷いつから？

　何時間前からとか、何日前から等々。

❸月経に関して

　月経周期や月経出血の持続期間などは、情報としてあれば役に立ちますが、細かい内容は病院の産婦人科医師や看護師が確認するので聞き出す必要はないと思います。ただ最終月経くらいは聞くことができれば確認しておくとよいでしょう。なぜならば妊娠（週数）を推定することができますから。

❹服薬中の薬剤など

　使用している薬剤で現在治療中の疾患が推定できたり、薬剤による副作用なども推定できることがあります。またサプリメントなども情報として確認できればした方がよいと思います。最近はサプリメントも安全なものから、そうでないものまで（ネット通販で簡単に入手できてしまう）幅広く存在し、サプリメントによる障害の可能性もあるからです。

❺アレルギーの有無

　薬剤、食べ物、動物、ラテックス、金属等々。ありとあらゆる物質でアレルギーは発生します。本人や同伴者が把握している範囲で確認できるとよいと思います。

❻現在治療中の病気、過去に経験した大きな病気

　現病歴や既往歴は、現在の傷病者の状態を把握するのに役立つことがあります。聞き取れる範囲で確認しておくとよいでしょう。

　上記とは別に妊婦とわかっている場合は、以下の内容に関しても聞き取ることができればよいと思います。

❶普段通院している産婦人科病院（医院）の名前

　通院している病院に搬送できるのか否かを含め相談できます。

❷妊娠分娩歴（G1P1のような）

　Gは妊娠回数、Pは分娩回数を示します。例えばG2P1であれば妊娠回数2回、分娩回数1回です。車内分娩になりそうな妊婦の搬送時は、初産婦、経産婦で進行経過に違いがあります。

❸分娩予定日、現在の妊娠週数（母子手帳を持参していれば承諾を得て確認）

　搬送時の妊娠週数の把握は大切です。また母子手帳の確認ができれば、きちんと健診を受けているか否かの判断もできます。

❹妊婦健診を受けている過程での異常の有無

　切迫流産・早産の傾向があったとか、胎盤の位置が低い場所にある（低置胎盤）と言われていないか。あるいは妊娠高血圧症候群の傾向がないかなどの把握は大切です。

❺腹痛、出血、破水感、胎動の有無

　破水している場合は、なるべく羊水がそれ以上出ないように気をつけてください。骨盤高

位を意識しますが、左側臥位も意識するようにしてください（仰臥位低血圧症候群を予防するためです）。

　確認しなければならない内容はたくさんありますが、聞き取れる範囲でかまいません。意識がある傷病者であれば上記内容は確認できると思います。本人の意識がない場合は家族や同伴者から聞き取れる範囲で確認したらよいと思います。

　但し、産婦人科領域は同伴者が配偶者とは限らない点にも配慮が必要です。ご主人であれば特に問題ないでしょうが、未婚であったり、本人の父親だと思ったらご主人だった、というようなこともあります。一つひとつの発言には気をつけて、救急の現場では根掘り葉掘り深く追求する必要はないと思います。

　妊娠に関する話を始める前に、少しだけ社会的な話もしておきましょう。救急救命士の皆さんはたくさんの傷病者を搬送するでしょうから。

1 性の多様性

　このこと自体は救急の領域とあまり関係がないように思われるでしょうが、通常の性概念とは異なる考え方をもった人を、傷病者として搬送することは十分あり得ます。気持ちまで理解せよとはいいません。ただ知識として知っておくとよいと思います。

　同性愛という言葉を聞いたことがあると思います。男が男を愛する者を「ゲイ」、女が女を愛する者を「レズビアン」といいます。また対象が男女を問わないものを「バイセクシャル」、そして性的関心や欲求をもたないものを「アセクシャル」といいます。

　また多様な性の在り方の表現として、LGBTIという言葉があります。知っていますか？

　これは、L：レズビアン、G：ゲイ、B：バイセクシャル、T：トランスジェンダー、I：インターセックスを意味しています。社会で生活していると、通常の性概念に位置づけられるのが嫌な人がいるのも事実です。ゲイやレズビアンの人たちは、全人口の約20人に1人ともいわれています。

　最近では性同一性障害という言葉も社会的に認知されつつあり、私たちの外来でも時々診察することがあります。病院を受診していなくても、性別違和感をもっている（感じている）人は、皆さんが想像するよりも多いのかも知れません。

　これは「からだは女性、心は男性」であったり、「からだは男性、心は女性」の2ケースですが、子どもの頃から自殺念慮や自傷自殺未遂の経験をしていることが多く、精神科領域の救急救命と重複してくる領域でもあります。

2 性暴力

　次に「性暴力」に関して少しお話します。

　ドメスティックバイオレンス（DV）は身体的な暴力のみではなく、精神的、社会的、経済的な概念も含まれ、性的暴力も当然含まれてきます。妊娠中の母体に対して暴力が行われることもあり、その対応には慎重な配慮が必要です。身体的な暴力の度が過ぎれば救急搬送となるケースもあると思います。

通常どおり、バイタルサインの変化に注意が必要なのはもちろんのことですが、問診をする場合にも、

①傾聴的姿勢（ゆっくりと聞く）

②むやみに聞き出さない（刺激をしない）

③加害者以外の家族（他もありうる）からの協力を得る

上記①〜③を心がける必要があります。

　さらには、「なぜ？」「どうして？？」という聞き方は、責められているような感覚を生じさせることがあるために控えた方がよいといわれています。また「大したことはないから」や「忘れなさい」のような表現も、話している人はよかれと思って話しているのでしょうが、本人（被害者）にとってはつらいと感じることが多いといわれていますので、控えるようにするとよいでしょう。

　これはレイプ（他人、知人）による被害者の場合も同じような考え方でいいと思います。レイプの場合はからだに付着しているものも証拠になることがあります。むやみに破棄したりしないように注意が必要ですし、からだに付着しているものをタオルやティッシュで拭いてあげた場合でも、そのタオルやティッシュは保管しておくようにしてください。

　さて、以降は妊娠に関して話をしていきましょう。

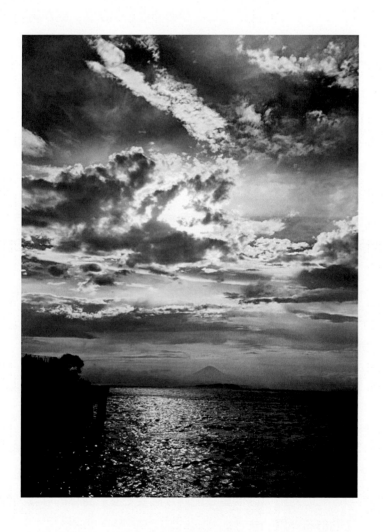

4 妊　娠

　妊娠とは、「女性の子宮内に赤ちゃんがいる状態でしょ」と漠然としたイメージはおもちでしょうが、定義としてきちんと説明できますか？

　妊娠とは「受精卵の着床に始まり、胎芽または胎児および付属物の排出をもって終了するまでの状態」と定義されています。

　皆さんは難しい言葉は覚える必要はないとは思いますが、一応知っておいてください。

　妊娠しているか否かの判定は、月経が予定の日よりも遅れた場合、市販の妊娠判定キットで確認することができます。

　これは尿中のhCG（ヒト絨毛性ゴナドトロピン）というホルモンを検知するものです。但し陽性に出たからといって、それが正常妊娠であるか否かはわかりません。

　子宮外妊娠などの異常妊娠でも陽性となります。

　一般的には妊娠判定キットで陽性が出たら、なるべく早いタイミングで産婦人科を受診するようにお話しています。

　正常妊娠であることが判明したら、母子手帳を入手してもらい定期的に妊婦健康診査（妊婦健診）を受けてもらいます。時々妊婦健診を妊婦検診と誤って記載しているものをみることがありますが、間違えないようにしてください。

　妊婦健診は週数に応じて受診の指示が変わります。

　　①〜妊娠11週　適宜回数
　　②妊娠12週〜妊娠23週頃　4週間ごと
　　③妊娠24週〜妊娠35週頃　2週間ごと
　　④妊娠36週〜　1週間ごと

　上記のように受診してもらいますが、母体の状況や胎児の状況などに応じて受診の指示を変えることもあります。妊婦健診の目的は妊娠高血圧症候群、妊娠糖尿病などの早期発見であったり、切迫流産・早産がないかどうか、児の成長は順調であるかなどを評価しています。

1. ┃ 妊娠による母体の変化、胎児の発育

　妊娠初期には、つわりが出ます。また腸の動きが悪くなるので便秘にもなりやすくなります。また血液のボリュームも増えて（厳密には血漿量が増える）、心拍出量も増えてきます。血液は固まりやすくなり、妊娠中、産褥期は通常よりも血栓症リスクも高くなります。

　子宮内には胎児がいるので週数経過とともに子宮は当然大きくなります。増大子宮は血流

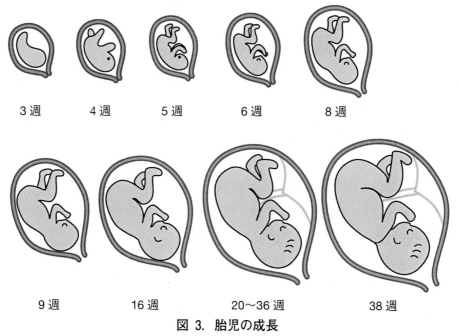

3週　　4週　　5週　　6週　　8週

9週　　16週　　20〜36週　　38週

図 3. 胎児の成長

(Moore KL(著)，星野一正(訳)：MOORE 人体発生学. 第1版, 医歯薬出版, 東京, 1977 を一部改変)

を妨げ、尿管も圧迫します。そのことが足の静脈瘤や外陰部の静脈瘤を引き起こしたり、一時的に水腎症のような状態を引き起こすことがあります。

　仰向けになれば、増大子宮が大静脈を圧迫して仰臥位低血圧症候群を引き起こします。皮膚には色素沈着が起こり、妊娠線は女性の美容面で精神的に負担を強います。

　以上が妊娠による母体の変化を簡単に書いたものですが、十分な負担を与えていることが容易に推定できると思います。

　これらの状態はおそらく男性では我慢することが厳しいと思います。これだけの負担を強いられているのですから、精神的に不安定になるのも理解できると思います。

　胎児は週数が経つにつれて大きくなってきます。参考までに胎児の成長を示しますのでみておいてください(**図3**)。

2. | 妊娠に関連する疾患について

　妊娠初期の代表的な疾患には流産、子宮外妊娠、胞状奇胎が挙げられます。

　流産に関しては、ケーススタディの中で詳しく述べますが、妊娠22週未満の妊娠の終了を意味します。症状は性器出血、腹痛ですが、重症度は症例によってさまざまです。

　受精卵が子宮内以外に着床した場合は、すべて子宮外妊娠です。着床する場所により卵管妊娠、頸管妊娠、卵巣妊娠などがありますが、多くは卵管妊娠を経験します。

　お腹の中で破裂すれば大量出血を伴い、容易にショックになり輸血や手術の迅速な処置が必要になります。

　産婦人科に限らず、どの科でもそうですが、大量出血を伴うケースでは輸血が必要となることがあります。かつて宗教的な事由などによる輸血拒否に関しては、病院によって受け入

れ可能であったり、受け入れ不可能であったりという差がありました。現在でも、このようなケースでは病院により差はあるものの、2008年に「宗教的輸血拒否に関するガイドライン」が作成されています。

胞状奇胎は俗に「ブドウっ子」などとも呼ばれている疾患です。

胎盤の一部あるいはすべてがブドウのようになり、小さい小袋が無数に集まり腫大したものです。突然の大出血を起こすことがあり、子宮内容除去術を行います。

手術は残存があるといけないので2回(子宮内容除去術)行うことが通常です。

通常のつわりよりも、その症状が強く出たり、hCGというホルモン値が異常高値を示します。普通の流産手術と異なり、手術後もhCGの推移を定期的に経過観察する必要があります。稀に悪性疾患に移行することがあるためです。

妊娠中期以降の疾患に関しては多くのものがありますが、救急搬送が必要となるような代表的疾患は切迫早産(42頁参照)、妊娠高血圧症候群・子癇(16・66頁参照)、HELLP症候群(66頁参照)、前置胎盤(57頁参照)、常位胎盤早期剥離(62頁参照)が挙げられます。また、弛緩出血(49頁参照)や子宮内反症(54頁参照)などは大量出血を伴い迅速な対応が必要です。羊水塞栓症(71頁参照)も母児共に重篤な状態を引き起こす疾患です。

これらに関してもケーススタディで示していますので確認しておいてください。

3. | 未受診妊婦について

最近、テレビ番組や新聞などで未受診妊婦問題が取りあげられることがあります。「全妊娠期間を通じて産婦人科受診回数が3回以下」あるいは「最終受診時から3ヵ月以上の受診がない妊婦」のいずれかに該当した場合をいいます。

この背景には経済的なもの、知識の欠如、精神疾患のため受診できないなどさまざまな理由があります。

未受診妊婦の何が怖いか、それは通常行うはずの検査ができていない、これまでの経過も把握できていない、母体になんらかの合併症があるかも知れない、感染症も不明である等々、わからないことづくしで、かつ管理されていないハイリスク妊婦に該当するからです。

このようなケースを母体搬送するような場合は、搬送先にも注意しなければなりません。

特に問題ないケースであれば、どこの病院でもよいかも知れませんが、もし胎児が低出生体重児であったり、母体に大きな病気があって専門的な管理が必要であるようなケースも考えられるためです。

未受診妊婦の母体搬送は、新生児集中治療室(neonatal intensive care unit ; NICU)があるような高度医療機関や公的な病院への搬送となる可能性が高いと考えておいてください(搬送先の病院選定に関しては地域によってルールがあると思いますので確認しておくことが大事です)。

5 高齢妊娠について

ひと昔前には40歳過ぎの妊婦を診察することは、ほとんどありませんでした。しかし最近は40歳過ぎの方を診察する機会が多くなったと感じます。

また高齢妊娠に関する報道を見る機会が増えたと感じます。

35歳以上の初めての妊娠を高齢初産といいます。高齢妊娠は卵子の老化そのものも問題ですが、受精が起こっても染色体異常が発生しやすくなり、流産のリスクも上昇します。

もともと高血圧や糖尿病の治療を受けていたケースもありますし、妊娠高血圧症候群や妊娠糖尿病にもなりやすいため慎重な管理が必要となります。

また分娩時も産道の伸展が悪く、難産になることや帝王切開術率の上昇にもつながっているといわれています。

1. 合併症妊娠について

合併症にはさまざまな疾病がありますが、妊娠すると増悪するもの、軽快するもの、服薬の調整が必要なものがあります。妊娠してはいけない病気もありますし、病気のコントロール不良例ではNGであるようなものもあります。

「豆知識」

つわり：皆さんご存知でしょうが、吐き気が出てゲーゲー吐く状態です。食べ物の好みが変わったり、食べていないと落ち着かない「食いづわり」もあります。だいたい妊娠15〜16週頃にはよくなります。

症状の強いものを妊娠悪阻と呼びます。また、特にひどいものでは「ウェルニッケ脳症」になることもあります。つわりだからといってあなどってはいけないことを知っておいてください。

妊娠糖尿病：妊娠中に初めて発症した糖尿病のことをいいます。妊娠中はインスリンの働きが悪くなるので、妊娠初期と中期に検査を行います。治療は基本的に食事療法（栄養指導など）を行いますが、コントロール不良なものではインスリンを使用します。

妊娠糖尿病の怖い点は、生まれてくる赤ちゃんが巨大児であったり、新生児低血糖を起こすことがあります。また母体も将来、糖尿病となるリスクが通常の人よりも何倍も高くなるため、分娩後もフォローアップが必要になります。

妊娠高血圧症候群（hypertensive disorders of pregnancy；HDP）：妊娠中に血圧

上昇、蛋白尿が起こるもので妊娠20週以降に発生します。胎児の成長が悪くなったり、重症化によって子癇発作を起こすと母児共にとても危険な状態になります。常位胎盤早期剥離を起こすリスクも上昇します。

食事療法、薬物療法を行い、母児共に状態を評価し分娩時期を決定します。

6 分娩に関して

　陣痛が10分間隔で起こるようになると分娩開始です。

　陣痛が始まると子宮口がゆっくりと開大し、5cm開くまでは比較的ゆっくり進行していきます。子宮口6cmくらいから比較的スムーズに開大していきます。

　子宮口が10cmになると全開と呼び、母体がいきむことで児を娩出することができます。

　初産で30時間以上かかる場合、経産で15時間以上かかる場合は遷延を考えます。

> 分娩第1期　陣痛発来～全開
> 分娩第2期　全開～児娩出
> 分娩第3期　児娩出～胎盤娩出
> 分娩第4期　胎盤娩出～2時間

　児の出生時体重は2,500g以上あれば問題ありません。2,500g未満は低出生体重児、1,500g未満は極低出生体重児。1,000g未満は超低出生体重児です。

　4,000gを超えると巨大児で、分娩時の肩甲難産が問題になります。肩甲難産は新生児外傷（骨折、腕神経叢損傷）、新生児仮死のリスクが上がるばかりでなく、母体の産道損傷も起こしやすくなります。

　さて、どのようなときに帝王切開術が行われているのでしょうか。参考までに帝王切開術の適応について**表1**に記載しておきます。

表 1. 帝王切開術の適応

母体適応	胎児適応
①児頭骨盤不均衡	①胎児機能不全
②前置胎盤	②臍帯脱出
③子宮破裂	③FGR（子宮内胎児発育遅延）
④重症妊娠高血圧症候群	④切迫早産
⑤常位胎盤早期剥離	⑤その他
⑥分娩停止	
⑦分娩遷延	
⑧その他	

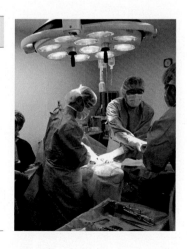

7 母体搬送に関して

　母体搬送に関しては、「どこの医療機関を選んだらよいのか」難しい判断を迫られることがあると思います。分娩を扱っている医療機関は、開業産婦人科病院・クリニック、地域周産期母子医療センター（二次医療機関）、総合周産期母子医療センター（三次医療機関）に分類されています。

　各医療機関によって、対応できる新生児の出生時体重（妊娠週数）が異なりますので事前に把握しておくことが重要です。

　生まれてくる新生児が早産で小さい場合が予想されるケースや、児の状態が悪く（新生児仮死など）出てきそうであればNICU（新生児集中治療室）を有する医療機関の選定が必要になります。

　ケーススタディでも書いていますが、通常の母体搬送は開業産婦人科病院などから地域の周産期母子医療センターなどへの搬送というケースが多いと思います。その場合は原則、搬送元の医師や助産師、看護師の同乗依頼をしてください。

　医療機関間での搬送の際は点滴しながら搬送のこともあるので、点滴の滴下状況にも注意を払い、傷病者のバイタルサインや出血の状態にも、その変化に注意してください。

■ 参考文献

1）日本産科婦人科学会（編著）：HUMAN＋女と男のディクショナリー．2014.

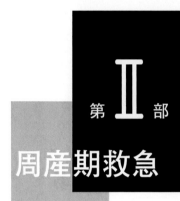

第II部

周産期救急

　搬送時に母体が急変した場合、いち早く気づくことが重要です。

　どのようなことが急変のサインなのか、まずそこから勉強しましょう。

搬送時の母体急変のサインとは

　母体が急変したときに(特に重症で自分の病院内で管理できないと判断した場合に)、高度医療機関へ搬送するまでの間に、現場にいるスタッフが行うべき救急処置についてのアルゴリズムとして「京都プロトコール」があります。

　これは急変の原因疾患が確定していなくても、救命のために必要な処置を効率的に行うことができるアルゴリズムです。

　まず、参考までに京都プロトコールの「急変の感知」を示します(**図4**)。

　これは病院内での対応を示したものですが、搬送時にもとても参考になると思います。

　救急車内でのバイタルサインの把握は、とても重要であることは周知の事実です。

　血圧、心拍数(脈拍)、SpO_2そして意識状態をモニタリングし、かつ妊婦が出血している際は、出血量、子宮収縮の硬さ、子宮底部位置、外陰部血腫の有無などを評価していくものになっています。

　出血に関連するモニタリングは難しいと思われますが、バイタルサインのモニタリングは十分可能と思われます。

　基本的に危機的状況と判断するポイントは、

①意識レベル低下
②SI(ショックインデックス)>1　かつ　持続する出血
③SI(ショックインデックス)>1.5
④SpO_2<95%(room air)
⑤頻呼吸/努力呼吸(発熱時の22回/分以上で要注意)

　上記のいずれかを認める場合は急変対応が必要になると考えてよいでしょう。

　急変の対応を説明する前に、バイタルサインについておさらいしておきましょう。

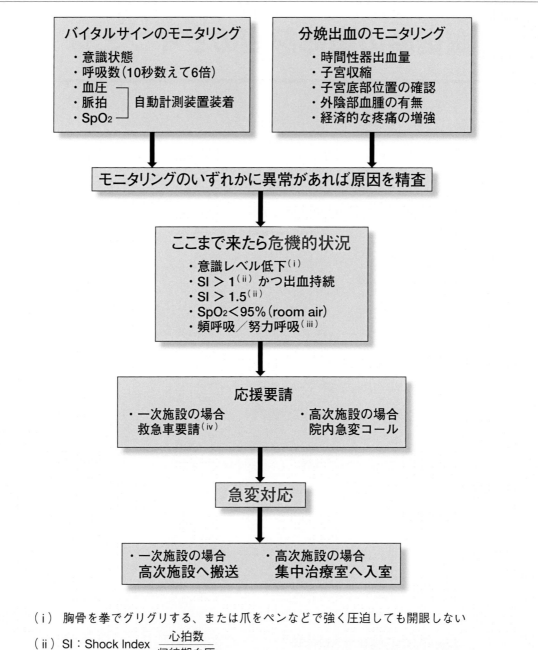

バイタルサインのモニタリング
・意識状態
・呼吸数（10秒数えて6倍）
・血圧
・脈拍　自動計測装置装着
・SpO₂

分娩出血のモニタリング
・時間性器出血量
・子宮収縮
・子宮底部位置の確認
・外陰部血腫の有無
・経済的な疼痛の増強

モニタリングのいずれかに異常があれば原因を精査

ここまで来たら危機的状況
・意識レベル低下（ⅰ）
・SI＞1（ⅱ）かつ出血持続
・SI＞1.5（ⅱ）
・SpO₂＜95%（room air）
・頻呼吸／努力呼吸（ⅲ）

応援要請
・一次施設の場合　　　　　・高次施設の場合
　救急車要請（ⅳ）　　　　　　院内急変コール

急変対応

・一次施設の場合　　　　　・高次施設の場合
　高次施設へ搬送　　　　　　集中治療室へ入室

（ⅰ）胸骨を拳でグリグリする、または爪をペンなどで強く圧迫しても開眼しない

（ⅱ）SI：Shock Index $\dfrac{心拍数}{収縮期血圧}$

（ⅲ）呼吸数増加はショックや呼吸不全を反映する。発熱時に22回/分以上であれば要注意！
　　　収縮期血圧、意識障害もチェック

（ⅳ）人手が足りなければ気道確保やマスク換気などの救急救命処置で急変対応のサポート
　　　を得ることができる

図 4. 急変の感知（京都プロトコール 2020）

（日本母体救命システム普及協議会, 京都産婦人科救急診療研究会（編著）：産婦人科必修 母体急変時の初期対応. 第3版, p18, メディカ
出版, 大阪, 2020 による）

2 バイタルサインのおさらい

　バイタルサインは、現場到着時に実施するバイタルチェック（初回バイタルチェック）で重症度の評価をすると思います。

　続いて経時的に追跡すること（救急車内バイタルサインのモニタリング）により、急変の早期感知を行います。

　この経時的な変化の度合いが大きいとより重症度が高いと考えられます。

　評価する項目に関してはABC＋意識レベルです。

> A（airway）：気道の状態
> B（breathing）：呼吸状態
> C（circulation）：循環状態
> ＋意識レベル。

　Aに関して：呼吸音がなければ当然危険な状態です。口の中に異物がないか確認することも重要です。ヒュウヒュウした音が聴こえれば気道の閉塞を考えなければなりません。

　Bに関して：無呼吸、頻呼吸（20回以上/分）、徐呼吸（10回未満/分）がないか、あるいは死戦期呼吸がないか、胸郭の動きが不自然でないかなどを評価する必要があります。

　Cに関して：皮膚の色はどうか、脈拍はどうか、皮膚がじめっとしていないか、皮膚色蒼白は重度の貧血やショックを考える必要がありますし、頻脈（100回以上/分）であれば脱水や出血、発熱などを推定することができます。徐脈（60回未満/分）は妊娠中の仰臥位症候群な

表 2. Japan Coma Scale（JCS）

Ⅰ．刺激しないでも覚醒している状態
0．清明である
1．だいたい清明であるが、いまひとつはっきりしない
2．見当識障害がある
3．自分の名前、生年月日が言えない
Ⅱ．刺激で覚醒するが、刺激を止めると眠り込む状態
10．普通の呼びかけで容易に開眼する
20．大きな声またはからだを揺さぶることにより開眼する
30．痛み刺激を加えつつ呼びかけを繰り返すことにより開眼する
Ⅲ．刺激しても覚醒しない状態
100．痛み刺激に対し、払いのける動作をする
200．痛み刺激に対し、少し手足を動かしたり、顔をしかめる
300．痛み刺激に反応しない

表 3. Glasgow Coma Scale(GCS)
E(eye opening：開眼)
4．自発的に
3．音声により
2．疼痛により
1．開眼せず
V(best verbal response：発語)
5．見当識良好
4．会話混乱
3．言語混乱
2．理解不明の声
1．発語せず
M(best motor response：運動機能)
6．命令に従う
5．疼痛部位認識可能
4．四肢屈曲認識可能
3．四肢屈曲異常
2．四肢伸展
1．まったく動かず

重症度：3〜8(重症)、9〜12(中等症)、
　　　　13〜15(軽症)

表 4．AVPU 法	
A	Alert：意識清明
V	Verbal：声の刺激で反応あり
P	Pain：痛み刺激で反応あり
U	Unresponsiveness：痛み刺激にも反応なし

ども推定することができます。血圧測定がうまくできない場合でも、橈骨動脈で触れることができれば収縮期血圧が80 mmHg以上、大腿動脈なら70 mmHg以上、総頸動脈なら60 mmHg以上と目安になります。皮膚がじとーっと湿っている場合は、やはりショックを考える必要があります。

　意識レベルの評価に関してはJapan Coma Scale(JCS)(**表2**)、Glasgow Coma Scale(GCS)(**表3**)が有名ですが、単純なAVPU法(**表4**)もわれわれは利用しています。

バイタルサインで緊急と評価するポイント

①意識レベル：強い痛み刺激に反応しなければ高度意識障害

②体　温：中心温で34℃未満は低体温

③血　圧：収縮期で80 mmHg未満、220 mmHg以上。拡張期で120 mmHg以上

④脈　拍：120回/分以上、50回/未満。

⑤SI(ショックインデックス)(脈拍数÷収縮期血圧)：SI 1.0を超えて持続出血(＋)、もしくはSI 1.5を超えている場合は緊急状態

⑥呼吸数：30回以上/分

⑦SpO$_2$：若年女性で95%未満は要注意

さて話をもとに戻しましょう。「急変の感知」をしたら「急変の対応」です。京都プロトコールで示されている内容を参考までに次に示します。

妊婦の急変対応（病院内）

　図5は病院内での対応を記載したものですが、救急車内でも応用できる内容になっています。

　分娩時の出血で搬送される多くのケースでは個人開業医から高度医療機関への搬送というケースが一番多いと思われます。このような場合は原則、医師や助産師などが同乗することになります。医師が同乗する場合は医師が急変時に対応することになるでしょうが、当然そうでない（同乗しない）ケースもありうると思います。

　「急変の感知」をした場合は、組織や臓器に少しでも多くの酸素を送り込みたい状態です。したがって酸素投与を開始します。

　自発呼吸がある場合は100%酸素を10〜15L/分で投与します。使用するマスクはリザーバー付きマスクを使用します。経鼻カニューレや酸素マスクでは十分な酸素投与ができないためです。

　酸素投与でSpO$_2$が95%以上あれば、次にSIの評価を行いますが、SpO$_2$の改善がみられない場合は、気道確保を行い再度評価を行います。

　この状態でもSpO$_2$の改善なき場合はバッグ・バルブ・マスク（リザーバー付き）を用い100%酸素による換気を行います。

　次にSIが1を超えるようなら急速輸液の流れになっています。

　病院間搬送は多くの場合、輸液ルートは確保されていますが、そうでないことも想定されると思います。

　平成26年4月1日より施行されている「救急救命士法施行規則の一部を改正する省令」ならびに「救急救命士法施行規則第二十一条第三号の規定にもとづき厚生労働大臣の指定する薬剤の一部を改正する件」の中で、救急救命士の心肺機能停止前の重度疾病者に対する静脈路確保およびうんぬんと記載されています。

　妊婦の大量出血ケースで、ルートを確保するタイミングを間違えると、血管が虚脱し末梢ルートを確保することが困難になります。

　したがって、ルートのない大量出血妊婦を搬送している最中に、心肺機能停止前（急変の感知）の状態と判断した場合はルートの確保をすることが理想的です（搬送先の担当医師と連絡を取り、指示を受けることがよいと思います）。

　そして、分娩前の妊婦であれば左半側臥位にして搬送します。

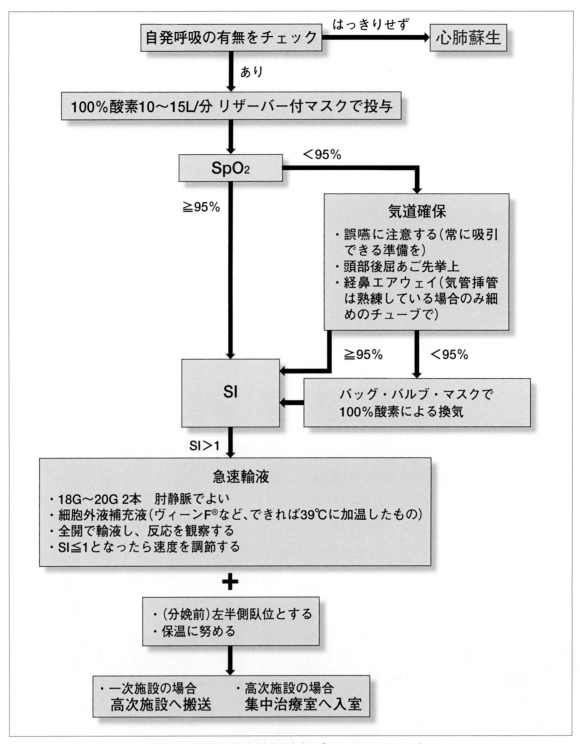

図 5.　母体の急変対応（京都プロトコール 2020）

（日本母体救命システム普及協議会, 京都産婦人科救急診療研究会（編著）：産婦人科必修 母体急変時の初期対応. 第3版, p21, メディカ出版, 大阪, 2020 による）

搬送傷病者の安定化のためにできる初期治療介入の内容は、

①酸素投与

②搬送疾病者のモニタリング

③心肺機能停止前の状態と判断した場合はルートの確保

と知っておくとよいでしょう。

4 急変対応の心肺蘇生

次に「急変対応」の心肺蘇生に関して説明します。

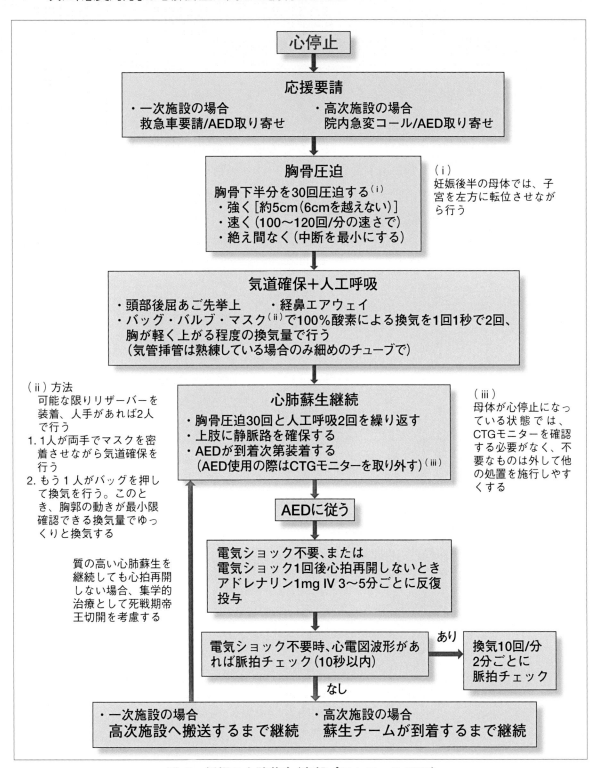

図 6. 妊婦の心肺蘇生(京都プロトコール 2020)

(日本母体救命システム普及協議会, 京都産婦人科救急診療研究会(編著): 産婦人科必修 母体急変時の初期対応. 第3版, p 25, メディカ出版, 大阪, 2020による)

基本的に成人の心肺蘇生法と同様ですが、参考までに京都プロトコールに記載されている「妊婦の心肺蘇生」を示します（**図6**）。

妊婦の心肺蘇生のポイントは以下のとおりです。

> ①胸骨圧迫は少し頭側
> ②AEDは通常どおり使用
> ③挿管チューブはワンサイズ小さめ（手技に熟練している場合のみ）
> 　※通常手技に熟練していなければバッグ・バルブ・マスクで換気
> ④用手的子宮左方移動
> ⑤4分行っても反応なければ、死戦期帝王切開（母体血流回復を期待）

胸骨圧迫は妊娠子宮のために、少し頭側で行います。気管挿管に関しては、手技に熟練していない限りバッグ・バルブ・マスクでの換気を推奨しています。

用手的子宮左方移動は、腰にタオルなどを入れてもよいのですが、からだが斜めになると胸骨圧迫ができないので、子宮を側方に引っ張る（押す）とよいと思います（**図7**）。

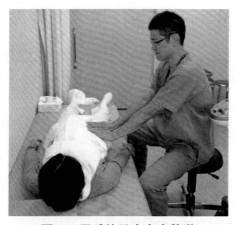

図 7. 用手的子宮左方移動

死戦期帝王切開に関しては、まだ実施できる施設は少ないのですが、母体の心肺蘇生法として知っておくとよいでしょう。

5　死戦期帝王切開

　母体心停止を確認したら、4分間心肺蘇生を行います。反応がなければ速やかに帝王切開を行い(麻酔の必要はありません)理想は1分で児を娩出します。手術開始から胎児娩出までの一連の流れが5分以内であれば、ある程度の効果が期待できるとされていますが、心停止後、それ以上経過したものでも生存例があるようなので5分以上経っても心肺蘇生を続ける価値はあると考えられています。

　救急救命士の皆さんは傷病者の確定診断を付ける必要はありません。病院間搬送の場合は医師が同乗することもあるでしょうから、その場合は医師の指示に従えばよいと思います。

　ただ、そうでない場合、車内でできることは限られています。

　重要なことは、

「急変の感知」

「急変時の対応」

を理解しておくことだと思います。

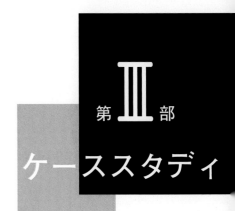

第Ⅲ部

ケーススタディ

Case 1 Study 妊娠初期に出血をきたしたケース

　24歳、女性。G1P1。月経予定日になっても月経がこないため市販の妊娠検査を実施したところ陽性反応が出た。最終生理から考えると妊娠7週頃が考えられた。翌日、近くの産婦人科病院を受診したところ、「子宮内に胎嚢は認めるが、胎児はまだ見えない」と話をされた。2週間後にくるように言われて自宅へ戻った。

　初診日から1週間後、軽い腹痛と少量出血を認めたが、すぐに改善したので様子をみることにした。

　そのおよそ1週間後（受診予定日の前日）、同じような軽い腹痛と少量の出血を認めたが、翌日病院受診予定であったために様子をみることにした。その翌日産婦人科病院を受診したところ「胎児はみえるが、心拍が認められない」と説明された。受診時は腹痛も出血も認められず担当医からは稽留流産と診断され、翌週手術予定（子宮内容除去術）と話をされ自宅へ戻った。

　自宅へ戻り、家事をしているとお腹の軽い痛みと、少量出血が再度始まった。腹痛は徐々に強くなり、出血量も増加して生理2日目よりも多くなってきた。夫も出張で不在なこともあり、不安と恐怖が強くなり救急車を呼ぶことにした。

‖ 傷病者情報 ‖

・覚　知：午後8時18分
・傷病者：24歳　女性　妊娠初期（病院で稽留流産の診断を受けている）
・主　訴：外性器出血、腹痛、気分不良
・通報人：本人
・現　場：東京都某市内

‖ 現場到着時 ‖

　自宅はマンションの2階部分。傷病者は救急隊の呼び鈴に自身で対応した。ズボンは血液で汚染されており、腹痛のためかお腹をおさえている。意識ははっきりとしており、受け答えも問題なく対応できていた。

バイタルサイン	血　圧：110/80 mmHg
	心拍数：88回/分
	呼吸数：20回/分
	SpO$_2$：98%

　状態は自身で歩行できそうであったが、出血が多そうであったためストレッチャーに載せ

て救急車内へと搬入した。同時にかかりつけの産婦人科病院に連絡をして受け入れ要請を行った。

‖ 救急車内 ‖

車内での傷病者のバイタルサインは安定していた。

バイタルサイン	血　圧：120/80 mmHg
	心拍数：90 回/分
	呼吸数：18 回/分
	SpO$_2$：98%

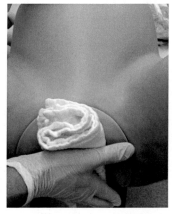

図 8. タオル包帯圧迫

ズボンの血液染みは広がっている感じはしないが、念のためタオル包帯圧迫を傷病者自身におさえてもらいながら搬送、かかりつけの産婦人科病院へと到着した（図8）。

‖ 病院到着時 ‖

バイタルサイン	血　圧：130/82 mmHg
	心拍数：84 回/分
	呼吸数：20 回/分
	SpO$_2$：97%

車内でのバイタルサインは安定していたことなどを申し送りをして、担当医師へと引き継いだ。

　このケースでは、既にかかりつけの産婦人科病院で稽留流産の診断がついており手術予定であったが、自宅にいるときに進行流産となり、本人が思っていたよりも出血量が増えてきたために、不安と恐怖が強くなり119番通報してきたものです。一般的には進行流産で、母体の生命に危険が及ぶような大出血をきたすことは少ないのですが、傷病者自身は陣痛のような強い腹痛と、生理時よりも多めの出血で不安が増強されたりすると119番通報してしまうことがあります（このケースでは夫が出張中であったことも不安を増強させています）。

‖ 院内で行われた処置 ‖

入院後、すぐに診察したところ外子宮口から比較的多めの出血を認めたため、静脈麻酔下で子宮内容除去術を行った。術後の経過は良好で、軽度の貧血を認めたものの問題なく退院となった。

通常、稽留流産で緊急の手術を行うことは稀だが、進行流産となり出血量が多いときは出

血コントロール目的で子宮内容除去術を行うことがある。

　すぐに母体生命に影響を及ぼす疾患ではないが、このような母体搬送もあるということを知っておくとよいだろう。

解説｜流　産

　妊娠22週未満に赤ちゃんが死んでしまうものを流産と呼び、流産全体の80%が妊娠12週未満の早いタイミングで発生します。

　また妊娠の15%が流産するという報告もあり、珍しい疾患ではありません。

　多くの母体は、妊娠初期に「仕事で無理をし過ぎた」「激しい運動をしてしまったから」と悩んでしまうケースもよくありますが、それが原因で流産することはほとんどありません。

　多くは赤ちゃん自身の染色体異常が原因で、わかりやすく説明すると受精の瞬間に「流産してしまうことが運命づけられている」ということです。

　自分のせいで流産してしまったと嘆いているお母さんには、自分を責める必要はないとわれわれは説明しています。

　流産を大きく分けると人工流産と自然流産に分けられます。

　人工流産は、俗に中絶といわれるもので、お母さんのからだを守る目的で（母体保護）行われる手術です。

　自然流産は、人工流産以外の自然に起きるすべての流産のことを示します。

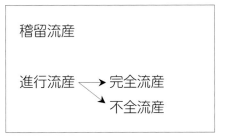

・稽留流産：赤ちゃんは亡くなっているが、出血や腹痛などの自覚症状のない状態（**図9**）。

・進行流産：出血が始まって、子宮内容物が出てきている状態。

・完全流産：子宮内容物がすべて自然に出た状態で出血などの症状は落ち着いていることが多い。基本的に経過観察可能で、時に子宮収縮薬などを追加処方することがある。

・不全流産：子宮内容物が排出し出しているが子宮内に残存している状態。出血、腹痛は続いていることが多く、子宮内容除去術が必要となることが多い状態。

・切迫流産：通常、流産は妊娠継続不可能なものをいうが、切迫流産は妊娠継続可能なものをいう。胎児は子宮内に心拍を認めた状態で存在しており、流産しかかっているものをいう。残念ながら妊娠12週までの切迫流産に有効な薬剤はないと考えられており安静にして様子をみていく。

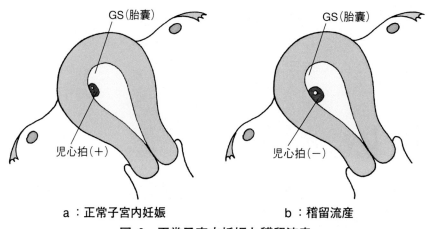

図 9. 正常子宮内妊娠と稽留流産

[その他の流産]

・**感染流産**：感染を伴った流産で出血や腹痛、敗血症性ショック、頭痛、吐き気、急な熱感、冷感、発汗、悪寒、頻脈と体温上昇などをきたし、きちんとした管理を行わないと母体死亡となることもある。

・**習慣流産**：流産を３回以上繰り返す場合を習慣流産という。

・**化学的流産**：妊娠反応は陽性で出るものの、エコーで妊娠が確認できる前に流産してしまったもの。妊娠反応を行わなければ気づかず生理と勘違いされるのもこの状態。これは妊娠反応試験が広く薬局で販売されて普通に使われるようになったため出てきた病態である。

切迫早産治療中患者が子宮収縮抑制不能となったケース

　29歳、女性。G2P2。妊娠成立後、定期的に産婦人科病院で妊婦健診を受けていた。妊娠31週くらいから痛みを伴うお腹の張りを自覚していた。出血などは認められなかった。妊娠32週の妊婦健診時に担当医に話をすると診察を受けた。外子宮口は未開大であるが子宮頸管長が1.8 cmと短縮を認め（**図10**）、同日切迫早産管理目的で入院となった。腹部の張りも7分間隔で認めたため、直ちに子宮収縮抑制薬の点滴が開始された。入院後、子宮収縮抑制薬の点滴によりお腹の張りも落ち着いていたが、子宮収縮抑制薬の副作用で動悸を感じていた。入院1週間ほどは切迫症状は落ち着いていたが、副作用の動悸がつらく薬の量を減らしてほしいと患者より相談を受けた。診察を行ったところ、子宮頸管長は3.5 cmと改善しており（**図11**）、張りも落ち着いていたため薬剤の濃度を低下させた。

　その日の日中は張りも抑えられており、動悸の副作用も改善していたが、夜間に入り子宮収縮が再び強くなってきた。急いで子宮収縮抑制薬の濃度を上げたが、子宮収縮を抑制する

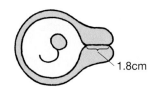

図 10. 外子宮口～内子宮口の長さが 1.8 cm（入院時）

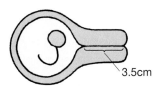

図 11. 外子宮口～内子宮口の長さが 3.5 cm（入院後1週間）

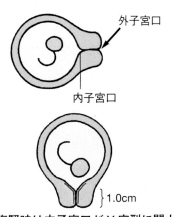

外子宮口

内子宮口

1.0cm

（腹緊時は内子宮口が Y 字型に開大）
図 12. 外子宮口～内子宮口の長さが 1.0 cm（搬送時）

ことが難しく、子宮頸管長も1.0cm近くなってきており（図12）、内子宮口もY字型に開大、外子宮口も1指開大してきたため、子宮収縮抑制不能と判断した。胎位は頭位、児の推定体重も2,000g前後であったため新生児集中治療室のある高度医療機関への母体搬送を決定した。

‖ 傷病者情報 ‖

・覚　知：午後9時37分
・傷病者：29歳　女性　妊娠33週3日　切迫早産
・主訴（病院からの情報）：子宮収縮抑制不能
・通報者：病院助産師
・現　場：○○病院

‖ 現場（病院）到着時 ‖

傷病者は子宮収縮抑制薬の点滴を受けている状態。自身の搬送のため緊張した面持ちであるが、バイタルサイン、意識など問題なし。

バイタルサイン	血　圧：120/80 mmHg
	心拍数：110回/分
	呼吸数：22回/分
	SpO_2：98%

ストレッチャーに載せて救急車内へと搬送した。同時に受け入れ先の高度医療機関へ確認の連絡を入れ現場を離れた。

‖ 救急車内 ‖

車内では妊婦の右腰背部に丸めたタオルを入れ左側臥位を保った。車内でのバイタルサインは搬送に伴う緊張と子宮収縮抑制薬の副作用と思われる頻脈はみられるものの、ほかのバイタルサインは安定していた。

バイタルサイン	血　圧：130/85 mmHg
	心拍数：120回/分
	呼吸数：22回/分
	SpO_2：98%

子宮収縮抑制薬の持続点滴をしているにもかかわらず、痛みを伴う腹緊を認めていた。また搬送開始後間もなく外出血の症状も認めていた（痛みは陣痛、外出血はお徴（しるし）の可能性が示唆された）。

‖ 高度医療機関到着時 ‖

バイタルサイン	血　圧：120/70 mmHg
	心拍数：118回/分
	呼吸数：20回/分
	SpO_2：98%

　車内で痛みを伴う腹緊の持続および出血が始まったこと、バイタルサインは終始安定していたことを担当医師に伝え、引き継ぎを行った。

　このケースはかかりつけの産婦人科病院で切迫早産の治療を受けていましたが、子宮収縮抑制困難となり、胎児の推定体重も2,000ｇ前後であったためNICUのある高度医療機関への搬送を決定したものです。このケースのように低出生体重児が生まれてきてしまうことが想定される場合は、開業医ではその管理が難しいため母体搬送となることがあります。切迫早産の母体搬送に際しては車のサスペンションの問題や路面状況など、変えることのできない要因があることは事実ですが、できるだけ揺れないように、かつスピーディーな搬送が理想的です（筆者も母体搬送に同乗した際、救急隊の皆さんに「できるだけ揺らさないで、でも急いで」と無理なお願いをしたことがあります）。

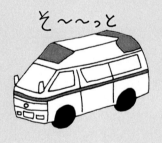

そ〜〜っと

‖ 高度医療機関で行われた処置 ‖

　入院後直ちに診察を行ったところ、子宮口は既に全開大しており、児心音も良好であったため、子宮収縮抑制薬は中止し経腟分娩となった。出生児は2,150ｇの女児、アプガースコア（**表5**）は1分8点、5分9点であった。低出生体重児であるが呼吸状態もよく、安定していた。念のためNICUでの管理となった。

表 5. アプガースコア

・出生後、1分、5分で評価します

点数	0点	1点	2点
様子（A）	全身チアノーゼ	末梢チアノーゼ	全身ピンク
心拍数（P）	0	100未満	100以上
刺激反応（G）	無反応	顔をしかめる	強く泣く
筋緊張（A）	だらんとする	四肢を軽くまげる	四肢を屈曲する
呼吸（R）	自発呼吸なし	不十分な自発呼吸	十分な自発呼吸

7点未満　新生児仮死
0〜3点　第2度仮死
4〜6点　第1度仮死

様子	: Appearance
心拍数	: Pulse
刺激反応	: Grimace
筋緊張	: Activity
呼吸	: Respiration

解説 │ 切迫早産

　早産とは正期産以前の出生を意味します。日本では妊娠22週0日〜妊娠36週6日の間で出生に至ったものを早産と呼びます。

　もし仮に妊娠22週で生まれた場合は、児の体重は500g前後で新生児集中治療室での管理が必要となり、小さければ小さいほど後に重篤な障害が出現する可能性も高くなります。

　定期的な妊婦健診を受けて、そうならないように管理していくことが重要です。

　早産は全妊娠の5%くらいに発生して、その原因は絨毛羊膜炎などの感染が多いといわれています。

　切迫早産は早産になりかかっている状態をいい、子宮収縮が頻繁に起こり子宮口が開いて出血があったりと、時として破水してしまうものもあります。

　治療は子宮収縮を抑える目的で子宮収縮抑制薬を使用し、程度の軽いものであれば経口薬で子宮収縮を抑え外来通院で管理できるものもありますが、子宮収縮が強く、内子宮口が開いてきて頸管長が短くなってきているものは子宮収縮抑制薬の持続点滴を行います。

　また同時に感染治療を目的に抗生物質を使用することもあります。多くの切迫早産は感染由来のものですが、子宮頸管無力症という子宮口が開きやすい体質のものもあります。このようなケースでは子宮収縮がほとんどないにもかかわらず、子宮口が開いてしまい早産になることがあるので予防的に頸管をしばる手術を行うこともあります。このような手術は子宮頸管縫縮術と呼ばれています（マクドナルド手術、シロッカー手術）（**図13**）。

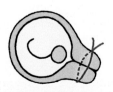

図 13. 子宮頸管縫縮術（頸管をしばってしまいます）

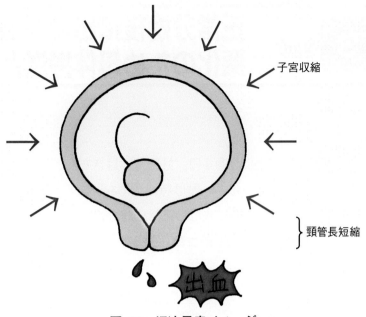

子宮収縮

頸管長短縮

出血

図 14. 切迫早産イメージ

　自験例として、前回分娩時に頸管裂傷があり同部位が縫合されていないケースがありました。早い週数で流産を繰り返したために予防的に頸管縫縮術を行ったところ満期を迎えることができ、無事に経腟分娩が行えたものを経験したことがあります。特殊なケースではありますが、医原性の頸管無力症と考えられました。

　子宮頸部円錐切除術後の妊婦でも同様のことが起こりうる可能性があるため、子宮頸部円錐切除後の妊婦は厳重に管理を行い、必要があれば子宮頸管縫縮術を行います。

──ポイント──

・切迫早産の傷病者は急速に進行するケースがあるため、注意深く観察して救急車内分娩を予防する。

・出生した新生児の体温維持は重要であるが、低出生体重児はさらに短時間に低体温に陥る可能性が高い。万が一車内で児が娩出した場合はしっかりと乾かし、タオルでくるんで(頭部も覆う)、顔だけ露出して必要な蘇生処置を行う。

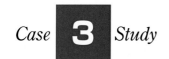

正常分娩後に出血が増加し、全身状態悪化のため母体搬送となったケース

Case **3** *Study*

・24歳、経産婦。妊娠39週4日。妊婦健診はきちんと受診しており経過良好であった。

・合併症、既往歴、アレルギー歴は特に認めない。

・陣痛発来後、分娩は順調に進行し正常経腟分娩となった。児の出生体重は3,856g、女児。アプガースコアは8/9点であった（図15）。

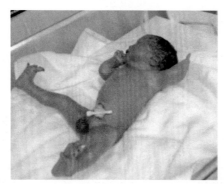
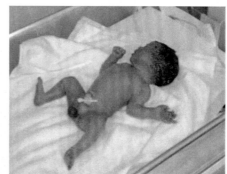

図 15. 元気な新生児

・分娩時間はおよそ7時間であった。

・分娩時の出血量は羊水込みで600g、児娩出後およそ10分で胎盤娩出となった。

・胎盤娩出直後より比較的勢いの強い暗赤色の外出血を認めた。蛇口を大きくひねるほどの出血は認めない（図16）。腹部触診で子宮は触れるものの軟らかく、収縮不良の状態であった。

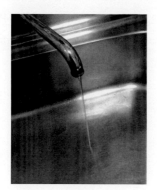

図 16. 出血イメージ

・腹部は筋性防御などの急性腹症を疑う所見は認められない。

・子宮収縮不良のため輪状マッサージを行い（図17）、腹部（子宮上）に氷嚢を置き出血が治まった。

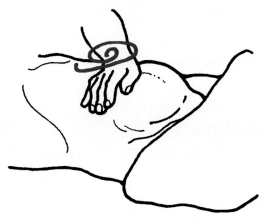

図 17. 輪状マッサージ

・分娩後診察を行ったところ、会陰裂傷は認めるものの創部よりの出血は認めず、腟壁裂傷や頸管裂傷も認めなかった。

・会陰裂傷部の縫合を行い、出血も落ち着いていた。

・この時点でのバイタルサイン

血　圧：120/75 mmHg
心拍数：80回/分
呼吸数：20回/分
SpO_2：98%（room air）

・助産師が1時間後のチェックに訪れた際、凝血塊を含む持続的な出血が認められた。点滴内に子宮収縮薬を入れ、双手圧迫を行い止血を実施した（図18、19）。

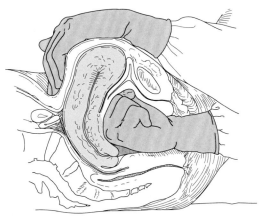

図 18. 双手圧迫術
腟内に挿入した手拳と腹壁上の手で子宮を強く挟み、圧迫する。
（Cunningham (ed)：Williams Obstetrics 21st ed, p639, McGRAW-Hill, New York, 2001による）

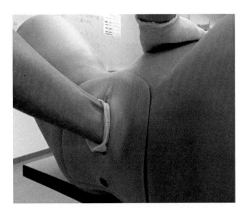

図 19. 双手圧迫

・経腹超音波上、子宮内に血塊像は認めるものの、明らかな胎盤遺残を疑う所見はみられなかった。

・この時点でのバイタルサイン

血　圧：100/60 mmHg
心拍数：100回/分
呼吸数：24回/分
SpO_2：96%

・その後もたびたび凝血塊を含む出血を認め、その都度子宮底部のマッサージを行ったり、収縮薬を増量したが止血は得られなかった。

・バイタルサイン

血　圧：80/60 mmHg
心拍数：120回/分
呼吸数：30回/分
SpO_2：94%

止血が得られず、傷病者の意識も朦朧としてきていたため高次医療機関に搬送を要請した。

解説 | 弛緩出血

　上記ケースは正常分娩後に出血が増加して、全身状態が不良になったため搬送決定になったものです。医師の数やスタッフの数が多くない開業医では、緊急に輸血が必要である状態になったり、集中的な全身管理が必要になるようなケースでは、迅速な対応が難しいため高次医療機関への搬送が必要になることがあります。ショックインデックス（SI）が1.0になったら高次医療機関への搬送考慮、1.5を超えるようであれば産科危機的出血と判断して高次医療機関への搬送となりますが（図20）（産科危機的出血への対応フローチャート参照）、人手が少ない夜勤帯であったりすると搬送までの判断が遅れ、全身状態がかなり悪くなった状態での搬送も十分考えられます。このようなケースでは病院間搬送になるので医師あるいは助産師が同乗することになるでしょう。医師等が同乗していれば、その指示に従えばよいのですが、夜勤帯などでほかの分娩進行者がいる場合などは医師等の同乗が不可能になることもあり得ます。そのような場合を想定して何をモニタリングしながら母体搬送すべきか、心肺停止になったらどうしたらよいかを以下に記載します。

正常分娩後に出血が増加し、全身状態悪化のため母体搬送となったケース

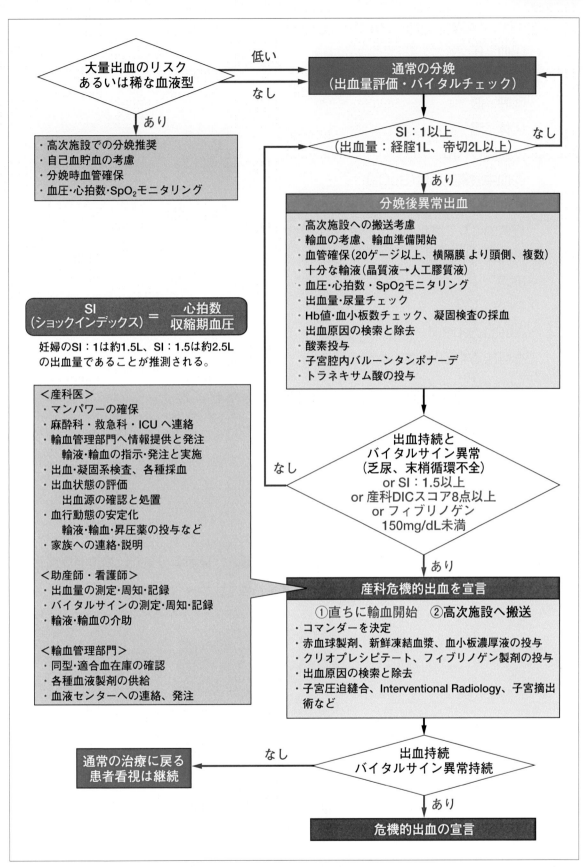

図 20. 産科危機的出血への対応フローチャート

（日本産科婦人科学会，日本産婦人科医会，日本周産期・新生児医学会，日本麻酔科学会，日本輸血・細胞治療学会，日本 IVR 学会：産科危機的出血への対応指針 2022（https://www.jsog.or.jp/activity/pdf/shusanki_taioushishin2022.pdf）2022 年 1 月による）

┌─「基本中の基本、バイタルサイン」─────────┐
①血　圧
②脈　拍
③呼　吸
④体　温
⑤意識レベル
⑥血中酸素飽和度(SpO_2)
└──────────────────────────────┘

　経時的にみて変化の程度が著しい場合は緊急と判断することができます。

　意識レベルは、

・JCS

・GCS

・AVPUの4段階

でも可能です（26頁**表4**参照）。

‖ このケースでの搬送に際して行うべきこと ‖

・酸素投与（リザーバー付きマスクで酸素10L/分）：このケースでは出血性ショックが考えられます。出血性ショックでは末梢の血液灌流が低下し細胞レベルでの低酸素状態になっているため、しっかりと酸素投与を行います。

・心電図モニター、SpO_2モニター装着

・下肢挙上、保温

・会陰部をタオル包帯で圧迫（傷病者の意識があれば傷病者自身で、高度意識障害あるいは朦朧としている場合は救急隊員が圧迫する）（**図21**）

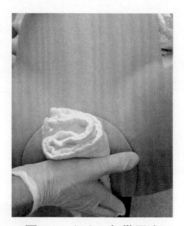

図 21. タオル包帯圧迫

・バイタルサイン（特にSIに注意する）

・外出血の監視

・可能であれば皮下出血斑、血尿（出血傾向の把握）

・速やかに医療機関へ搬送（スクープ＆ラン）

‖ 搬送中の急変サイン（例外もあるため参考値）‖

①血圧：収縮期血圧が80 mmHg 未満は緊急状態
②脈拍：120 bpm 以上あるいは50 bpm 未満は緊急状態
③呼吸：30回/分以上は異常
④意識レベル：痛み刺激に反応なしは高度意識障害
⑤SpO₂：若い女性で95％未満は注意
⑥SI：1.5を超えると産科危機的出血

車内で急変を認めた場合、搬送先の医師等に状況を伝え、指示を仰ぐのも重要です。

‖ 弛緩出血について ‖

　このケースは弛緩出血と診断されています。弛緩出血とは、胎盤娩出後の外出血をきたすもので、危険因子として多産婦、遷延分娩、巨大児、羊水過多などが挙げられます。原因として胎盤片、卵膜片の遺残であることが多いといわれていますが、遺残物がなくても発生することがあります。子宮底部の輪状マッサージを行ったり、アイスノンを用いて子宮を冷やしたりして子宮の収縮を促し止血を行います。また子宮収縮薬を点滴あるいは筋肉注射することもあります。基本的に子宮収縮薬の投与や輪状マッサージでコントロールできることが多いのですが、弛緩出血が持続する場合はダブルルート（静脈ルートを2本）を確保したうえで、子宮双手圧迫や子宮腔内をヨードホルムガーゼで充塡し止血を試みることもあります。最近では子宮内バルーンタンポナーデ法を試みて動脈塞栓術や子宮摘出を回避する方法もあります。

‖ 産婦人科領域の救急救命処置の範囲について ‖

　厚生省健康政策局指導課長通知（平成4年3月13日付　指発第十七号）によると産婦人科領域の救急救命処置の範囲は以下のようなものになります。

墜落産時の処置：臍帯処置（結紮・切断）
　　　　　　　　胎盤処理
　　　　　　　　新生児の蘇生（口腔内吸引、酸素投与保温）
子宮復古不全（弛緩出血時）：子宮輪状マッサージ

　このケースは子宮復古不全（弛緩出血時）になるので、必要時は子宮輪状マッサージ（図22）を行うことになります。

‖ 子宮輪状マッサージ ‖

　弛緩出血の状態では子宮は収縮不良を起こしているわけですから、お腹を触れても子宮はわかりづらいと思われます。まずは手のひらで上腹部より輪を描くようにマッサージを行い（輪状）、大きく描いたり小さく描いたりしていると（基本的には大きな輪から小さくしていく）子宮が収縮してきて子宮の輪郭がはっきりとしてきます。子宮の輪郭がはっきりとしたら、今度は子宮底部を中心に輪を描くようにマッサージを行います。出血が治まったら中止してよいのですが、再び収縮不良になれば出血が再開するので搬送中は適宜、腹部を触れて子宮の収縮具合を確認する必要があります。救急車内にアイスノンなどがあれば（氷嚢でも可）、子宮の上に載せておくと収縮不良を起こすことが予防できます。

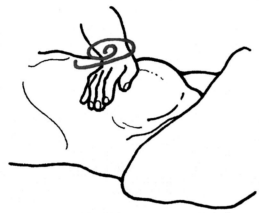

図 22. 輪状マッサージ

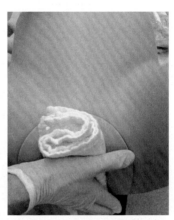

図 23. タオル包帯圧迫

ポイント

・弛緩出血による産褥搬送（医療機関から別の高次医療機関への搬送）である。

・このようなケースでは原則、搬送元の医師、助産師あるいは看護師の同乗を依頼する。

・出血が持続している場合は、輪状マッサージを行う（図22）。

・SIが1.5であるため（推定2,500 mLの出血）、出血が持続している場合はいつ心肺停止に至ってもおかしくない。呼吸状態を確認して自発呼吸なし、あるいは自発呼吸をうまく評価できない場合は心肺停止と判断してためらわず心肺蘇生を開始する。

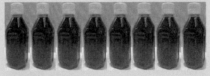

図 24. 外出血量の目やす：1本300 cc × 8本程度

■ 参考文献

1）産科危機的出血への対応ガイドライン www.jspnm.com/topics/data/topics100414.pdf

Case **4** Study

胎盤娩出直後に腹部激痛および大量出血を引き起こしたケース

・32歳の経産婦、妊娠40週2日。妊婦健診はきちんと受診しており、特に異常所見は認めていなかった。

・妊婦健診時、胎盤の付着部位が子宮底部であることが確認されている（**図25**）。

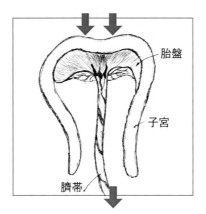

胎盤

子宮

臍帯

図 25. 胎盤の付着部位は子宮底部

・合併症、既往歴、アレルギー歴は特に認めない。

・陣痛発来で入院し、分娩は順調に進行し正常経腟分娩となった。児の出生体重は3,082gの男児。アプガースコアは9/9点であった（**図26**）。

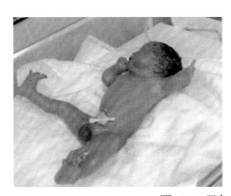 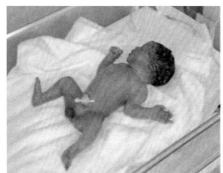

図 26. 元気な新生児写真

・分娩時間はおよそ10時間であった。

・胎盤娩出直後に、強い腹痛を訴えたのと同時に蛇口を勢いよくひねったときのような出血を認めた（**図27**）。

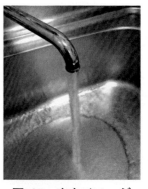

図 27. 出血イメージ

51

・このときのバイタルサイン

> 血　圧：94/62 mmHg
> 心拍数：80回/分
> 呼吸数：30回/分
> SpO$_2$：98%
> SI：0.8

・診察を行ったところ、子宮底は触れず、また腟部や会陰裂傷からの出血は少量。腟内に筋腫様物質を認めた。子宮内反症と診断して用手整復を試みるも成功しなかった。下腹部の痛みは激烈で、そうしているうちにも出血量は増えてきた。

・処置直後のバイタルサイン

> 血　圧：74/52 mmHg
> 心拍数：56回/分
> 呼吸数：34回/分
> SpO$_2$：98%
> SI：0.7

・用手整復を試みているため、医師は手が離せないために看護師に高次医療機関への搬送依頼を行うように指示した。出血は増加傾向、かつ用手整復がうまくいかないためヨードホルムガーゼを腟内に入る限り挿入して圧迫した。挿入時に痛みのためか足をばたつかせるが、開眼反応はなかった。

・この時点でのバイタルサイン

> 血　圧：66/42 mmHg
> 心拍数：100回/分
> 呼吸数：12回/分（あえぐような呼吸）
> SpO$_2$：測定不能
> SI：1.5

・搬送受け入れ病院が決定して、救急隊も到着。バッグ・バルブ・マスクで人工呼吸を行いながらの搬送となった。

解説 ┃ 子宮内反症

　このケースでは胎盤娩出直後に強い腹痛を認め、大量出血に伴うショック状態、また子宮内反症と診断はついたものの、用手的整復に失敗、全身状態の急激な悪化と意識レベルの低下も認めたため開業医での対応は不可能と判断し高次医療機関への搬送となったケースです。

通常、ショックインデックス(SI)が1.0を超えると高次医療機関への搬送考慮、1.5を超えるようであれば産科危機的出血と判断され高次医療機関への搬送となるわけですが、子宮内反症のような激烈な痛みを伴うケースでは強度の痛み刺激により、迷走神経反射による心拍低下を認めることがあるため、SIが1.0未満のこともあることに注意が必要です。SIはあくまで指標であり、明らかな大量出血を認める場合はSIの値に関係なく、産科危機的出血と判断して行動することが重要です。

‖ 救急車に乗った後にモニタリングする項目 ‖

上記状態はバック・バルブ・マスクで人工呼吸しながらの搬送であるため、いつ心肺停止に至ってもおかしくないと理解します。しつこいようですが、基本は以下のバイタルサインです。

①血圧

②脈拍

③呼吸

④体温

⑤意識レベル(JCS、GCS、AVPU)

⑥血中酸素飽和度(SpO_2)

‖ このケースで搬送に際して行うべきこと ‖

・バッグ・バルブ・マスクを用いた人工呼吸の継続

・心電図モニター、SpO_2モニター装着

・下肢挙上、保温

・ヨードホルムガーゼを腔内に挿入して圧迫状態にあるが、その上から会陰部をタオル包帯で圧迫する(傷病者の意識があれば傷病者自身で、ただこのケースでは意識レベルが低下しているので救急隊員が圧迫する)(**図28**)

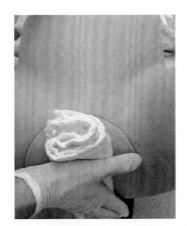

図 28. 会陰部をタオル包帯で圧迫

・バイタルサインの経時的変化を注視

・外出血の監視

・可能であれば皮下出血斑、血尿に注意し出血傾向の把握
・速やかに医療機関へ搬送（スクープ＆ラン）

‖ 搬送中の急変サイン ‖

弛緩出血（ケーススタディ③）のケースでも記載していますが、基本的に血圧、脈拍、呼吸状態、意識レベル、SpO_2、SIの動きに気をつけることです。医師や助産師、看護師が同乗していない場合は、搬送先の病院医師に状況を伝え指示を受けるのも１つの方法です。

‖ 子宮内反症について ‖

子宮内反症は産褥性と非産褥性とに分類されますが、ほとんどのケースは産褥性のものです。今回のケースでは胎盤娩出直後に腹部の激痛および大量出血をきたしたもので子宮内反症と診断がついています。

子宮の内膜面が外方に反転した状態を指し、完全子宮内反症、不全子宮内反症、子宮陥凹に分類できます。完全子宮内反症は反転した子宮体部が外子宮口を越えて子宮内膜面が露出された状態のため比較的容易に診断ができます。子宮内反症の診断には触診、視診、超音波診断（画像診断）を用いますが、完全子宮内反症に関しては視診のみで診断できることが多いです。一方、反転した子宮体部が外子宮口を越えない不全子宮内反症や、わずかに子宮底部が陥凹した状態の子宮陥凹に関しては視診だけの診断では難しく、触診や超音波を用いて診断します。

原因としては外因性のものと内因性のものがあり、多くのケースが外因性のものです。外因性のものとしては胎盤剥離前の無理な臍帯牽引によるものが多く、癒着胎盤が背景にあったり、過短臍帯でも発生することがあります。胎盤の付着部位が子宮底部であったりすると無理な臍帯牽引により発生することもあるため妊婦健診時に胎盤の付着部位はあらかじめ確認しておきます。内因性のものとしては子宮奇形に伴う子宮筋の弛緩であったり、巨大児、羊水過多など子宮筋の弛緩状態が発生しやすい背景で発生することがあります。

症状としては、このケースのように分娩直後の激烈な腹痛と大量出血、虚脱状態でわかることが多く、内反した子宮体部は収縮不全の状態で、かつ子宮の内膜面が過度に伸展した状態であるため、通常分娩後に起こる生物学的血管結紮が働かず胎盤剥離面から大量出血が起こります。また頸管絞縮輪が形成されると内反部がますます締めつけられて陥頓状態に至り、非観血的用手整復術も困難となり悪循環となります。

治療は非観血的用手整復術と観血的整復術（手術的整復術）があります。発症頻度は多くないのですが、ひとたび発生すると出血性ショック、神経性ショックをきたし迅速な対応が必要になります。

Case **5** *Study*

未受診妊婦が自宅で性器出血を きたし搬送となったケース

　未受診妊婦が119番通報してくる場合、さまざまな問題を抱えていることが多い。経済的な問題、知識の欠如、妊娠したことを誰にも相談できずに1人で抱え込んでいたりするものもある。妊娠に気がついていないケースもある。強い腹痛を認めたり、大量出血を起こし怖くなって救急車を呼ぶことになるのだが、救急車を呼んでもハイリスク妊婦を受け入れてくれる病院を探すことはなかなか難しい。

‖ 傷病者情報 ‖

・覚　知：午前9時15分
・傷病者：33歳　女性　G4P1（帝王切開の既往歴あり）
・主　訴：性器出血
・通報者：配偶者（夫）
・現　場：傷病者自宅

‖ 現場到着時 ‖

　本人は自宅キッチン近くにしゃがみ込んだ状態、比較的多めの出血を認める。軽い腹部の痛みを自覚しているが、強い痛みは認めていない。腹部は大きく、一見妊娠しているように見えた。傷病者の意識ははっきりしており、話を聞くと、妊娠には気づいていたとのこと。しかし経済的な理由で病院受診はしておらず、現在の妊娠週数などは不明である。

> バイタルサイン　血　圧：110/70 mmHg
> 　　　　　　　　心拍数：86回/分
> 　　　　　　　　呼吸数：22回/分
> 　　　　　　　　SpO_2 ：98%（room air）

　妊娠週数の不明である未受診妊婦であり、リスク評価も行われていない出血妊婦（比較的多めの出血）であるため、ハイリスク妊婦と判断。NICUのある高度医療機関への搬送受け入れを要請した。

‖ 救急車内 ‖

　外出血を認めるものの、現在急激な出血は認められていない。お腹の大きさから妊娠中期〜後期と推定できたため、左側臥位の状態にして会陰部をタオル包帯で傷病者自身に圧迫

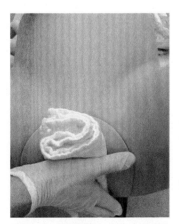

図 29.　会陰部をタオル包帯で圧迫

してもらった（**図29**）。

・このときのバイタルサイン

血　圧：120/80 mmHg
心拍数：90回/分
呼吸数：24回/分
SpO_2　：99%（room air）

　バイタルサインは悪くなく、意識もはっきりしていたが、念のため酸素投与、心電図モニターを行いながら母体搬送した。

‖ 高度医療機関到着時 ‖

バイタルサイン　血　圧：120/70 mmHg
　　　　　　　　心拍数：80回/分
　　　　　　　　呼吸数：22回/分
　　　　　　　　SpO_2　：99%（room air）

　救急車内でのバイタルサインは安定しており、外出血量も増えていないことを申し送りし、担当医に引き継いだ。

‖ 高度医療機関で行われた処置とその後 ‖

　病院到着後すぐに診察が行われた。出血は認められたが、病院到着時は既に止血していた。超音波を用いて妊娠30週相当であることが判明したと同時に、部分前置胎盤であることも判明した。胎児心拍は良好で、出血も落ちついていたため、子宮収縮抑制薬の持続点滴および安静管理入院となった。

　入院中の経過は良好で、妊娠33週頃より自己血貯血を行い、分娩時の大量出血に備えた。

　妊娠36週に入り、間もなく病院内で再び出血を認めたため、同日緊急帝王切開術が行われた。出生児は2,500gの女児。アプガースコアは1分　8点、5分　9点であった。

　このケースは未受診妊婦が性器出血を訴え、母体搬送となったものです。この出血は前置胎盤にみられる警告出血と考えられます。

　警告出血は妊娠28週以降になると、お腹が大きくなり、張りも多くなるために発生しやすくなり、今回のケースのように既往歴に帝王切開術、流産手術があるものはリスクファクターとして挙げられます。また未受診妊婦であるため母体の状態や児の評価もされていないことから、NICUのある高度医療機関へ搬送依頼を行っています。これは出血の程度によっては早い週数で児を娩出（緊急帝王切開）しなければならないこともあるためです。

解説 | 前置胎盤

　胎盤が子宮の出口（内子宮口）を覆っている状態をいい、妊娠中期以降に突然性器出血を起こすことがあります（警告出血）。胎盤は母体と児をつなぐ命綱で血液、酸素、栄養を多く含む組織で、当然大出血を起こせば母体も児も命の危険にさらされる危険な状態になります。

　発症原因はよくわかっていませんが、過去に流産手術を行い内膜が傷ついたり、なんらかの炎症が起こると前置胎盤が発症しやすくなるといわれています。一般的に高齢妊娠、1人以上お産をしていること、帝王切開術の既往歴、流産手術・人工妊娠中絶術の既往、子宮筋腫核出術後などがリスクファクターとして挙げられます。

　自覚症状はなく、突然の出血（警告出血）、大量出血が起こります。通常、妊婦健診を受けていれば事前にわかり、きちんと管理することができますが、そうでない場合はこのケースのようなことになります。

　通常、お腹が大きくなって、お腹の張りが多くなってくる妊娠28週以降に出血が起こりやすくなります。

　前置胎盤は少なくとも妊娠31週までに診断をつけて、胎盤と内子宮口の位置関係によって、①全前置胎盤、②部分前置胎盤、③辺縁前置胎盤、④低置胎盤、の4つに分けることができます（図30）。

　妊娠中期以降、警告出血のあったケースでは基本的に入院管理となります。

　子宮収縮が強くなると出血してしまうため、予防的に子宮収縮抑制薬の持続点滴を行いながら安静管理入院を行い、遅くとも妊娠37週末までには帝王切開術を行います。術中の大量出血に備えて、妊娠33週頃より自己血貯血を行うこともあります。

　前置胎盤の一部には癒着胎盤をきたしているものもあり、これは胎盤と子宮が癒着して剥がれない状態で、出血が大量になることが多く子宮全摘出術が必要となることもあります。

参 考

「出産予定日の概算法」

　搬送される妊婦が最終月経を覚えている場合は、出産予定日を推定できます。覚えておくと便利です。

ネーゲレ概算法

　最終月経初日の月数に9を加えるか、3を引いて予定月数を、

　　　　　　日数に7を加えて予定日数を計算できます。

例）最終月経初日

　　　2月28日　　2月＋9＝11月　　　28日＋7＝35日

　　　11月35日（11月は30日までなので数えれば）12月5日となります。

※あくまで概算で、正確なものではないことに注意が必要です。

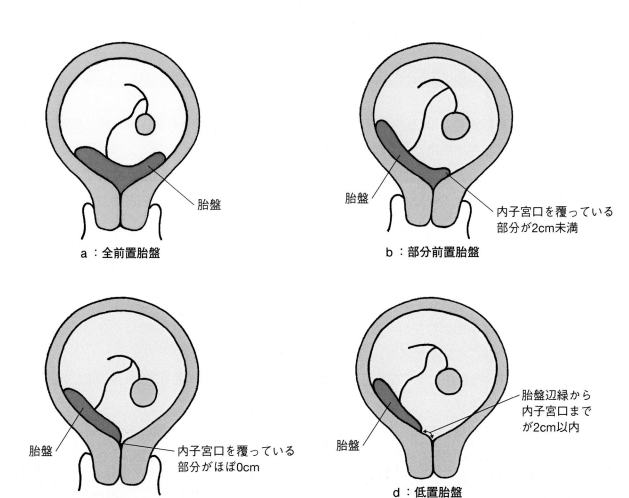

胎盤
a：全前置胎盤

胎盤
内子宮口を覆っている
部分が2cm未満
b：部分前置胎盤

胎盤
内子宮口を覆っている
部分がほぼ0cm
c：辺縁前置胎盤

胎盤
胎盤辺縁から
内子宮口まで
が2cm以内
d：低置胎盤

図 30. 前置胎盤

‖ 未受診妊婦について ‖

①全妊娠期間を通じて産婦人科受診回数が3回以下

②最終受診日から3ヵ月以上の受診がない妊婦

のいずれかに該当した場合を未受診妊婦と呼びますが、「経済的な理由」や「知識の欠如」、「妊娠に対する認識の甘さ」などが、受けなかった理由として挙げられています。

　また、「精神疾患の悪化や犯罪で収監されている間に受診機会の消失」なども理由としてあり、妊婦の心の問題が深刻化していることも心配されています。

　未受診妊婦の母体搬送時にはバイタルを含む身体的所見に注意をはらいながら、また、社会的な背景も配慮しながら搬送しなければなりません。

■ 参考文献

1）大阪産婦人科医会：未受診や飛び込みによる出産等実態調査報告書．2014年3月．

常位胎盤早期剥離のケース

開業医病室（個室）。

31歳、初産婦（G0P0）、妊娠40週4日。妊婦健診はきちんと受診しており、妊娠経過中特に問題となる所見は認められていない。既往歴も特記事項もなし。

午前11時頃より10分間隔の陣痛発来、次第に陣痛が強くなってきたので午後2時に入院となった。

```
バイタルサイン   血　圧：125/80 mmHg
                心拍数：80回/分
                呼吸数：20回/分
                SpO₂ ：98%（room air）
```

入院時の内診所見は子宮口3cm開大、児頭下降はstation−2。児心音も問題なかった（**表6**）。

表6. Bishopスコア

	点　数			
	0	1	2	3
頸管開大度（cm）	0	1〜2	3〜4	5〜6
展退度（%）	0〜30	40〜50	60〜70	80〜
station	−3	−2	−1〜0	+1〜
頸管硬度	硬	中	軟	
子宮口位置	後方	中央	前方	

‖ 陣痛室 ‖

入院後陣痛は強くなり2〜3分間隔で収縮。子宮口は6〜7cmに開大。Stationも±0と進行してきたために陣痛室へと移った。

陣痛室に移った頃より陣痛以外にも腹部の痛みを訴えていたが、児心音は特に問題を認めなかった。母体バイタルも問題なかったために経過をみることにした。

```
バイタルサイン   血　圧：110/70 mmHg
                心拍数：100回/分
                呼吸数：24回/分
                SpO₂ ：99%（room air）
```

午後7時頃に内診を行ったところ、子宮口は8cm開大、station±0、内診と同時に破水した。破水時に少量出血を認めるものの、多くはなかった。

　破水の30分後、腹部の強い痛みを訴え、呼吸は浅く、速くなってきた。意識はあるが表情は痛みのため苦悶様、皮膚は浸潤。外出血は認めるが少量であった。

```
バイタルサイン　血　圧：90/60 mmHg
　　　　　　　　心拍数：110回/分
　　　　　　　　呼吸数：38回/分
　　　　　　　　SpO₂：96%（room air）
　　　　　　　　SI：1.2
　　　　　　　　※児心拍は頻脈であった。
```

　診察を行ったところ、子宮口8cmと変わらず、station±0、母体の腹部は板状硬。比較的多めの外出血を認めた。超音波で確認したところ、胎盤の肥厚像を認め、常位胎盤早期剥離と診断した。このときの児心音は遅発一過性徐脈。

　直ちに緊急帝王切開の準備を始めたが、その途中に児心音が聴取できなくなった。同時に母体の状態も急激に悪くなった。

```
バイタルサイン　血　圧：80/65 mmHg
　　　　　　　　心拍数：120回/分
　　　　　　　　呼吸数：38回/分
　　　　　　　　SPO₂：92%（room air）
　　　　　　　　SI：1.5
　　　　　　　　意識はあるが朦朧とした状態
```

　リザーバー付きマスクを用い酸素10L/分投与を開始した。

　母体の全身状態悪化のため、自院での緊急帝王切開を中止して高度医療機関への母体搬送を決定した。

‖ 傷病者情報 ‖

・覚　知：午後8時22分
・傷病者：31歳　女性　妊娠40週4日
・診断名：妊娠40週4日、常位胎盤早期剥離、子宮内胎児死亡、ショック状態
・通報者：病院助産師
・現　場：開業医T産婦人科病院

‖ 現場到着時 ‖

　傷病者は既にルート2本が確保された状態、リザーバー付きマスクを用い、酸素10L/分投与中。

> バイタルサイン　血　圧：90/65 mmHg
>
> 　　　　　　　　心拍数：120 回/分
>
> 　　　　　　　　呼吸数：36 回/分
>
> 　　　　　　　　SpO_2：96％（リザーバー付きマスク　酸素 10 L/分使用）

　ストレッチャーに載せて、救急車内へと搬入、直ちに現場を離れ、車内で受け入れ先の高度医療機関へ確認の連絡を入れた。

‖ 救急車内 ‖

　リザーバー付きマスクを使用しながら妊婦の右腰背部にタオルを丸めて左側臥位を保った。外出血は多くないものの、念のため会陰部をタオル包帯で圧迫を行った（意識はあるものの朦朧としているため救急隊員が行った。通常、傷病者自身の意識がはっきりしている場合は、傷病者自身に圧迫してもらってよい）（**図31**）。

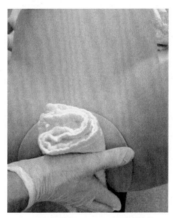

図 31. 会陰部をタオル包帯で圧迫

> バイタルサイン　血　圧：95/60 mmHg
>
> 　　　　　　　　心拍数：122 回/分
>
> 　　　　　　　　呼吸数：36 回/分
>
> 　　　　　　　　SpO_2：97％（リザーバー付きマスク　酸素 10 L/分使用）

※大量出血母体搬送に際してポイントを再確認

①酸素投与、心電図モニター、SpO_2

②下肢挙上、分娩前なら左側臥位、保温

③出血時は会陰部をタオル包帯で圧迫

④バイタルサイン（特に SI）

⑤外出血量の監視

⑥可能であれば皮下出血斑、血尿（出血傾向の把握）

⑦速やかな医療機関への搬送

高度医療機関到着時

バイタルサイン　血　圧：90/60 mmHg
　　　　　　　　心拍数：128回/分
　　　　　　　　呼吸数：36回/分
　　　　　　　　SpO$_2$：97%（リザーバー付きマスク　酸素10 L/分使用）
　　　　　　　　SI：1.4

車内でのバイタルなどを担当医に申し送りを行い、引き継いだ。

高度医療機関で行われた処置

　母体搬送後、直ちに手術室へ搬入。十分な輸血を行いながら全身麻酔下で緊急帝王切開術が行われ、同時に播種性血管内凝固症候群（disseminated intravascular coagulation；DIC）の治療も行われた。残念ながら児は既に死亡していた。

解説　常位胎盤早期剥離

　通常、胎盤は分娩時に胎児が娩出した後に自然に剥離するものですが、なんらかの原因で妊娠中、あるいは分娩進行中に児娩出前に剥離してしまった状態を、常位胎盤早期剥離と呼びます（図32）。

　妊娠高血圧症候群、子宮筋腫部位に一致する胎盤付着、羊水過多症例の前期破水などで起きやすく、交通事故や打撲（DVによる外的要因なども含む）でも発生することがあります。

　典型的な症状は、陣痛以外の腹痛や、持続的な子宮収縮（板状硬）を認め、外出血を認めますが、一方、出血量が少なくても発生していることがあります。常位胎盤早期剥離が発生するとCTG（胎児心拍陣痛図）上、遅発一過性徐脈や遷延性徐脈といったNRFS（non-reassuring fetal status，安全ではない児の状態）パターンが出現します。

　常位胎盤早期剥離は、胎児にとっては母体からの酸素供給が途絶えることを意味し、すぐに児を娩出しなければ、今回の症例のように死に至る危険性が高い疾患です。

　早い段階で診断がつき、速やかに児を娩出できれば児を救命できるケースもありますが、基本的に非常に緊急性の高い状態です。

　急性の常位胎盤早期剥離に対する治療は母体の全身状態の安定化を図りながら、速やかに児を娩出することです。また同時にDICの予防、治療を行うことになります。

　児が生存していれば直ちに緊急帝王切開術、一方、子宮内胎児死亡が超音波上確認されている場合は母体の状態によって判断することになりますが、分娩誘発（オキシトシンなどを使用）による経腟分娩あるいは帝王切開術を行います。

　常位胎盤早期剥離がひとたび起こると、母児共に短時間で重篤な状態になります。開業医で管理できるケースもありますが、出血が多く、全身状態の悪いケースでは開業医から高度

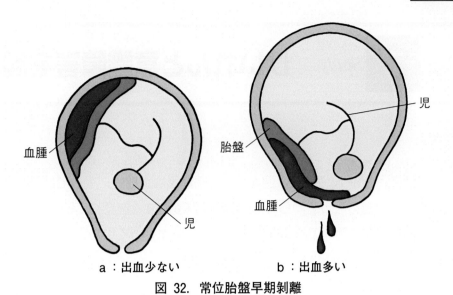

a：出血少ない　　　　b：出血多い

図 32. 常位胎盤早期剥離

医療機関への搬送のケースも十分起こり得ます。基本的にはバイタルサインの変動に注意しながら速やかな搬送が重要です。

　呼吸状態の悪化を認めれば、バッグ・バルブ・マスクを用いた人工呼吸、また心肺停止になればAEDを使用しながらCPR（胸骨圧迫は少し頭側、用手的子宮左方移動など）を行います（29頁図6参照）。

けいれんと意識障害を起こした妊婦

・37歳、G1P1、妊娠38週4日。妊婦健診は定期的に受けていた。

・妊娠38週に入ってからの妊婦健診で尿蛋白1＋を認めていた。

・今回、10分間隔の陣痛発作を認め、入院となっていた。

> バイタルサイン　血　圧：130/85 mmHg
>
> 　　　　　　　　心拍数：70回/分
>
> 　　　　　　　　呼吸数：22回/分
>
> 　　　　　　　　SpO₂：98%（room air）
>
> 　　　　　　　　※下肢浮腫を認める、また入院時の検尿で
>
> 　　　　　　　　　尿蛋白2＋になっていた。

・入院後、子宮口は8cmまで開大しており、児頭も下降してきているため、分娩室へと移動した。

・この頃から全身のだるさを訴えており、また目の前がチカチカ（眼華閃発）すると訴えていた（図33）。

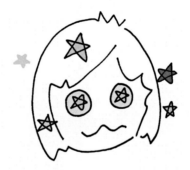

星がキラキラ（チカチカ）、危険なサイン!!

図 33. 眼華閃発

> バイタルサイン　血　圧：170/100 mmHg
>
> 　　　　　　　　心拍数：95回/分
>
> 　　　　　　　　呼吸数：25回/分
>
> 　　　　　　　　SpO₂：98%（room air）

・血圧が高いため降圧薬の持続点滴を開始し、超音波検査を行ったが、胎盤の異常所見や児心拍に異常は認めなかった。

・降圧薬の持続点滴を開始して間もなく本人から頭痛の訴えがあり、嘔吐も認めた。

バイタルサイン	血　圧：180/120 mmHg
	心拍数：110回/分
	呼吸数：28回/分
	SpO$_2$：99%（room air）

・血圧が高く、頭痛もあるため子癇発作予防のため部屋を暗くして予防的に硫酸マグネシウムの持続点滴も開始した。

・内診所見は9cmであるが、胎児心拍で一過性徐脈を認めた。

・意識はあるものの大きな声で呼びかけても、わずかに反応する程度であった。

・硫酸マグネシウムの持続点滴を開始してほどなく一過性の全身性けいれんを認め、児心拍も一過性徐脈が頻回に出現するため高度医療機関への受け入れを要請した。

‖ 傷病者情報 ‖

・覚　知：午後1時56分

・傷病者：37歳　女性　G1P1

・主訴（診断名）：妊娠38週4日　妊娠高血圧症候群（HDP）　子癇発作

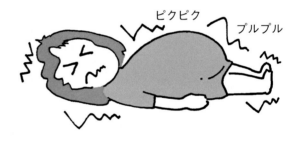

HDP

㊀	血圧 140 mmHg 以上	
㊁	90 mmHg 以上	
	※（尿蛋白0.3g以上）	

重症

㊀	160 mmHg 以上
㊁	110 mmHg 以上
	※（尿蛋白2.0g以上）

ピクピク　プルプル

・通報者：病院助産師

・現　場：N産婦人科病院　分娩室

‖ 現場到着時 ‖

救急車到着時にもけいれんが再発していた。

バイタルサイン	血　圧：200/120 mmHg
	心拍数：80回/分
	呼吸数：不明
	SpO$_2$：測定不能

　けいれんに対してジアゼパムの静注を行い、けいれん発作は止まったが、いびき様の呼吸状態であったため、バッグ・バルブ・マスク換気を行いながら母体搬送となった。

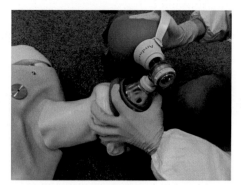

バック・バルブ・マスク換気

‖ 救急車内での母体管理のポイント ‖

①傷病者は左側臥位とする。

②気道確保を行う。傷病者の口周りを扱うタイミングでけいれん発作が起こると、救急隊員の指が噛みちぎられることがあるために注意する。かつてはバイトブロックを使用するように記載されていたが、最近はバイトブロック使用により気道閉塞のリスクがあるので使用しない傾向となっている。

③酸素投与。SpO₂が95%未満である場合はリザーバー付きフェイスマスクで酸素投与。自発呼吸が弱い場合はバッグ・バルブ・マスクで補助換気を行う。

④子癇発作は、光刺激や音刺激など身体的刺激で誘発され、一刻を争う緊急であるため可能な限り早く搬送します。

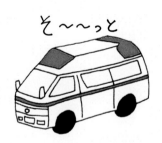

解説 ‖ 妊娠高血圧症候群・子癇

　妊娠20週以降、産後12週までに高血圧を発症した場合に妊娠高血圧症候群（HDP）といい（かつての妊娠中毒症）、収縮期血圧が140 mmHg以上あるいは拡張期血圧が90 mmHg以上で高血圧のみの場合を妊娠高血圧症といい、これに蛋白尿を認めると妊娠高血圧腎症と呼びます。

　蛋白尿は尿中に0.3 g以上の蛋白尿で該当し、1日2 g以上の蛋白尿は重症に分類されます（血圧は収縮期血圧160 mmHg以上、拡張期血圧110 mmHg以上で重症）。

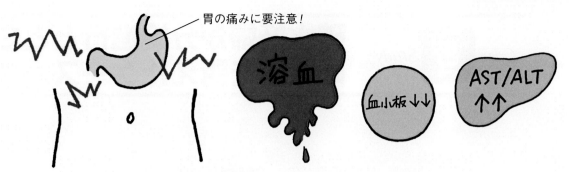

図 34. HELLP 症候群（Help したいが、Help ではない）

また妊娠 32 週未満に発症するものを早発型、妊娠 32 週以降に発症するものを遅発型と呼びますが、早発型は重症化しやすいといわれています。

重篤な合併症としては子癇、脳出血、HELLP 症候群などがあります。また、常位胎盤早期剥離や子宮内胎児発育不全なども起こりやすく慎重な管理が必要です。子癇とは妊娠 20 週以降に行った初めてのけいれん発作で、てんかんや二次性けいれんが否定されるもの。発作の発生した時期によって妊娠子癇、分娩子癇、産褥子癇と分けられます。

この妊娠高血圧症候群や子癇に合併しやすい重篤なものとして HELLP 症候群が知られています。Hemolysis, Elevated Liver enzyme, Low Platelet の頭文字から名づけられており、溶血、肝酵素（AST/ALT）上昇、血小板減少をきたし急速に悪化、最悪母体死亡に至る重篤な症候群です。妊娠 36 週以前の上腹部痛（胃が痛いと訴えることあり）がある場合は、本人が元気そうにしていても HELLP 症候群のサインのことがあり注意が必要になります（図 34）。

‖ 妊娠中の頭痛、けいれん、意識障害を起こすもの ‖

今回は子癇ケースを提示しましたが、ほかにも以下のようなものを考えなければなりません。救急車内で診断をつけることはできなくても知っておくことは重要です。

①頭痛：突然の頭痛では、くも膜下出血、脳出血。これらは緊急性が高い。緊急性はないがよくみられるものでは片頭痛、筋緊張型頭痛がある。くも膜下出血が疑わしい場合は脳神経外科がある病院への搬送を考慮する。

②けいれん：てんかん、外傷（頭部）、脳腫瘍、低血糖などで発生する。けいれん発作が長時間持続したり、繰り返されると母体の低酸素血症や胎盤循環障害により胎児仮死や胎盤早期剥離などにつながる可能性もあるため、速やかにけいれん発作を止め原因検索を行う。

③意識障害：脳血管障害が代表的であるが、糖尿病性ケトアシドーシスや低血糖などでも意識障害は起こりうる。また熱中症などによる電解質異常や薬物中毒などでも起こりうる。最近日本各地で最高気温が記録され妊婦の熱中症にも注意しなければならない。

また危険ドラッグなどの薬物も社会問題となっていますが、薬物による意識障害なども今後は気をつけなければならないかも知れません。

破水妊婦が分娩進行とともに呼吸苦を訴えたケース

34歳、初産婦、妊娠39週6日。妊婦健診は定期的に受けており経過に異常は認めなかった。既往歴なし。自宅で破水感を認め、N産婦人科病院を受診し入院となった。

> バイタルサイン　血　圧：110/60 mmHg
> 　　　　　　　　心拍数：80回/分
> 　　　　　　　　呼吸数：20/分
> 　　　　　　　　SpO$_2$：98%（room air）

入院時陣痛発来認めず、個室で様子をみていたが入院後2時間で10分間隔の陣痛を認めた。

子宮口3cm開大、羊水流出を認めた。展退度は30%、station−2。児心拍正常であった。

‖「入院後個室」午後12時30分‖

1時間後、診察するために訪室したところ胎児心拍はやや頻脈気味であったが、問題となるレベルではなかった。子宮収縮は7～8分間隔。

本人は軽い呼吸苦を訴えている。皮膚はやや湿潤気味、意識ははっきりとしていた。

> バイタルサイン　血　圧：110/80 mmHg
> 　　　　　　　　心拍数：110回/分
> 　　　　　　　　呼吸数：32回/分
> 　　　　　　　　SpO$_2$：93%（room air）

SI：1.0

上記状態のため医師に連絡をとったところ、児心拍も正常範囲のためしばらく経過観察するように指示が出された。呼吸苦は陣痛のためだろうと話していた。

助産師は状態が気になったので陣痛室へと移した。

‖「陣痛室」午後12時50分‖

妊婦の呼吸苦はさらに強くなっていたため医師に連絡をとったところ、経鼻カニューレで酸素を10L/分で開始するように指示が出された。ルートを確保しようとしたが、なかなか困難であった。

医師が超音波検査を行うも胎盤の異常は認めなかった。

妊婦の呼びかけに対する反応は悪くなってきていたが、経鼻カニューレを嫌がるそぶりをみせたため、リザーバー付きマスクで酸素を10L/分で投与した。

> バイタルサイン　血　圧：100/60 mmHg
> 　　　　　　　　心拍数：120回/分
> 　　　　　　　　呼吸数：36回/分
> 　　　　　　　　SpO_2：95%（リザーバー付きマスク酸素10 L/分）

‖ 午後12時55分 ‖

妊婦の呼吸状態は著しく悪化。全身状態も急激に悪くなっていった。

陣痛は認めず、胎児心拍は持続性徐脈であった。

意識レベルも悪くなり、痛み刺激を与えても反応を認めなくなった。

> バイタルサイン　血　圧：60/40 mmHg
> 　　　　　　　　心拍数：120回/分
> 　　　　　　　　呼吸数：38回/分
> 　　　　　　　　SpO_2：計測不能

SI：2.0

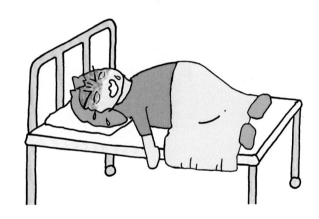

　妊婦の全身状態の悪化が著しく、高度医療機関への受け入れ要請を行った。同時に119番通報し搬送依頼を行った。

‖ 傷病者情報 ‖

・覚　知：午後1時00分
・傷病者：34歳　女性　初産婦
・主　訴：妊娠39週6日　呼吸障害　全身状態悪化
・通報者：病院助産師
・現　場：N産婦人科病院

‖ 13時00分 ‖

　妊婦の自発呼吸がなくなり、チアノーゼを認めた。全身状態の悪化が著しく脈拍を確認しようとするも、うまく触れることはできなかった。心肺停止と判断してバッグ・バルブ・マスクを用いて人工呼吸を行いながら、胸骨圧迫を開始し、同時にAEDを装着した。

‖ 現場到着時 ‖

医師と助産師により心肺蘇生（cardiopulmonary resuscitation；CPR）が行われていた。

バイタルサイン	血　圧：測定不能
	心拍数：測定不能
	呼吸数：0回/分
	SpO_2：測定不能

救急車には医師が同乗し、CPRを続けながら高度医療機関へと搬送した。

‖ 救急車内で行われた処置 ‖

高度医療機関へ到着するまでCPRを継続した。

妊婦のCPRポイント

・AEDは通常と同様に使用する（AEDの指示に従う）（**図35**）。

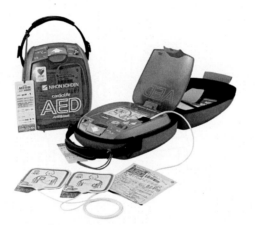

図 35. AED（写真提供：日本光電工業）

・胸骨圧迫は少し頭側で行い、強く（5cm以上、6cmを超えない）速く（100～120回/分の速さで）行う。
・胸骨圧迫と人工呼吸（バッグ・バルブ・マスク）は30：2
・用手的子宮左方移動（**図36**）。
・高度医療機関へ搬送するまで継続する。

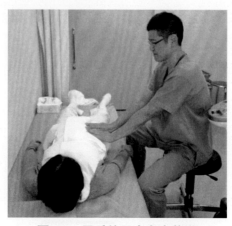

図 36. 用手的子宮左方移動

解説 羊水塞栓症

　羊水塞栓症は妊産婦死亡を引き起こす代表的な疾患です。いったん発症すると、以前では死亡率が6〜8割と高率でしたが、最近は改善されてきています。

　羊水中の胎児成分（胎脂、胎便など）と羊水がなんらかの原因によって母体血中に流入することによって発症します。したがって破水症例に多いといわれています。

　このケースでも破水しており、呼吸困難を主訴とするものでした。

　昔からいわれている羊水塞栓症の代表的な症状は胸痛、呼吸苦、不穏、血圧低下ですが、分娩後の子宮からサラサラとした血液の流れが始まり弛緩出血、ショック、DIC、多臓器不全（multiple organ failure；MOF）と進行するものもあります。

　診断は難しく、基本的には「臨床的羊水塞栓症の診断基準」を用いますが、確定診断のためには肺組織に羊水や胎児成分を証明することが必要です。母体血液を利用した補助診断もあります。

　治療は、心肺停止のケースにはCPRを行います。妊婦のCPRは通常のCPRと比べて若干の配慮しなければならない点がありますが、基本的には成人CPRと同様です（図37）。

　蘇生がうまくいけばショック、DICの治療を行うことになります。

　分娩前の発症であれば母体の救命処置を行いながら急速遂娩（死戦期帝王切開、吸引分娩、鉗子分娩）を行います。

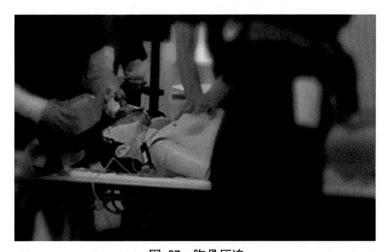

図 37. 胸骨圧迫

精神疾患合併妊娠について

　精神疾患合併の妊娠症例は開業病院で診療していてしばしば遭遇します。その多くの症状は比較的安定していることが多いのですが、その理由の1つとして非妊娠時より精神科の主治医がいて投薬コントロールされ、また妊娠とともに薬剤調整をきちんとされており、状態が管理されているため比較的大きなトラブルにつながることは最近少ないと感じています。

　かつて精神疾患合併妊娠の患者さんが分娩時に状態が不安定となり、分娩時に墜落分娩様の経過をたどったケースがありました。

　そのケースを簡単に紹介しましょう。

‖ 症　例 ‖

・32歳　女性
・妊娠40週0日
・G1P1
・精神疾患合併

　精神疾患に関しては精神科の主治医がいて妊娠経過中は状態が落ち着いていた。妊娠経過も母児共に特に問題なく経過していた。

　陣痛発来のため病院に入院し、陣痛室で様子をみていたが、子宮口7〜8cm開大となったため分娩室へと移動させた。

　分娩室へ移動した後、分娩室の風景が殺風景（当時大学病院の分娩室は手術室のようで殺風景であった）であったこと、数々の医療機器に囲まれたことにより緊張した表情となり、やや興奮した状態であった。

　子宮口が全開大した後、かなりの興奮状態となり、呼吸法を指導しても大声を発して上手にいきむことはできなかった。

　排臨（児頭の一部が見え隠れする状態）近くになり、突然分娩台の上に立ち上がり大声を発した。

　墜落分娩になると危険であるため分娩体位に戻るように説得を行うも不可能で、陣痛がきたタイミングで立位のまま児頭が娩出した。

　幸い児は立位のままキャッチすることができ、特に問題はなかったが、経産婦であったことや、全開した後に興奮して立位になり全力でいきんだために急速に児娩出となってしまったケースであった。

　分娩後、母体の状態は比較的落ちついたが、精神科の当直医に連絡をとり指示を受けた。

解 説 | 精神疾患合併妊娠

　このケースは母体搬送とは直接関係ありませんが、精神疾患合併妊娠の際は想定外のことが起こりうる可能性があることを常に考えて対応する必要があることを示しています。

　基本的に精神疾患合併妊娠の搬送の際は、通常妊婦を搬送する場合に配慮すべき内容プラス、精神疾患患者の搬送の際に配慮すべき内容も考えながら搬送する必要があります。

　2015年1月に「全国救急隊員シンポジウム」で行われたPOT講習会での精神科領域の講義の一部を参考として紹介します（講師：産業医科大学宇都宮健輔医師）。

「精神科領域における救急活動の原則」

　①対象となる疾病者はどのような状態にあるか（興奮状態？　意識障害？　異常行動？）

　②情報収集、判断を要領よく行う

　③しばしば自傷行為、暴力行為などの危険を伴う

　初めに、①に関しては興奮状態や混迷状態、異常行動を認めたり、意識障害が存在するケースかなどを判断します。このようなケースでは精神科領域の傷病者であることを考える必要があるということです。自殺企図による重篤な状態や、意識障害も含まれてきます。

　②に関しては本人に対して問診をとることは重要ですが、根掘り葉掘り話を聞いたり、諭すようなことは言わないようにしましょう。また同伴者がいる場合は傷病者との関係（家族、友人など）、傷病者の住所、電話番号、精神科疾患の既往歴（過去にどんな症状があったか）などを問診で確認できるとよいと思います。

　また家族が傷病者に対して不自然な説明をしていないかも気をつける必要があります。これは嘘をついて精神科の病院へ連れていこうとしていることがあるためです。

　基本的な対応は傾聴的姿勢、刺激を与えないようにすることが大半です。

　③に対しては状況に応じて警察への通報が必要となるケースもあることを知っておくとよいでしょう。

　自殺企図は一般的に女性が多いのですが、完遂するのは男性が多いといわれています。救急搬送中に再自殺を図ることもあるので注意が必要です。

　傷病者の現場（自宅など）には空の薬包などが大量にあることもあるので（大量服薬が疑われる）、確認（記録など）しておくと役に立ちます。

┌─「まとめ」──┐
│ ・基本的に冷静な対応を心がけ、搬送中突然興奮したり、乱暴になったりするので注意 │
│ 　を怠らないこと。状況に応じては警察対応が必要となることもある。 │
│ ・傾聴的姿勢、刺激をしないこと。 │
│ ・自傷他害発生の防止、救急隊自身の安全確保(凶器所持の確認、複数人数対応)。 │
│ ・家族などの同伴者がいれば、可能な限り、その協力を得る。 │
└──┘

Case 10 Study　車内分娩のケース

‖ 傷病者情報 ‖

・覚　知：午後11時03分
・傷病者：32歳　女性　妊娠36週5日(G3P3)
・主　訴：腹痛、腰痛、破水感、股間に何か挟まっている
・通報者：配偶者(ご主人)
・現　場：東京都○○市

　傷病者は32歳、女性。現在妊娠中で産婦人科には定期的に通院していた。妊娠32週頃より切迫早産の治療を受けていた。救急要請した配偶者によると、ここ数日痛みを伴う腹緊の自覚はあったが、午後10時過ぎより5分間隔の陣痛を自覚。産婦人科病院へ連絡をして入院準備しているうちに前述状態となり救急要請となる。

‖ 現場到着時 ‖

　自宅は一戸建て、傷病者は2階の寝室のベッド上に左側臥位の状態。布団やシーツは破水のため濡れた状態。出血少量。到着時の陣痛感覚は2分間隔。本人興奮状態「腰とお腹がすごく痛い」「股に何か挟まっている感じ」「産まれちゃう」と叫んでいる。本人の承諾のうえ外性器部をみると児頭の一部が見え隠れする状態(排臨)(図38)。

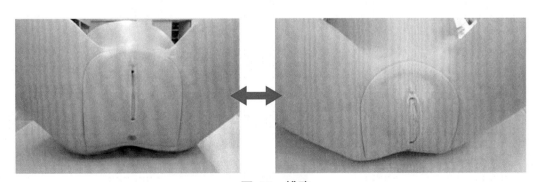

図 38. 排臨

‖ 救急車内 ‖

　状態をみて、急産になると判断。かかりつけの産婦人科に状態を連絡し、母体救急搬送とした。車内での母体のバイタルは安定。途中「痛い！！」「出ちゃう！！」と激

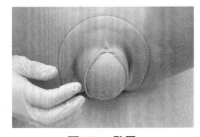

図 39. 発露

75

痛を訴え、外性器部を観察すると児の頭部が出てきていた（発露）（**図39**）。

「車内分娩を避けられない場合」

・まず救急車内の温度をエアコンなどで暖かくする（夏でもヒーター）。

・風向きは新生児に当たらないように配慮。

・新生児は低体温になりやすい！！

・救急隊員の皆さんは暑くても我慢（頑張ってください）。

「分娩介助」（図40）

①母体の脚は広げてもらう。

②できるだけ清潔操作を心がけて（感染症のリスクがあるものとして）。

③児頭が見えて固定されたら、軽く児頭を押さえる（急激な児頭娩出を防ぐのが目的）。

④児頭が娩出したら、前在肩甲→後在肩甲の順に娩出［顔面が見えたらガーゼで顔を拭く（口腔内の吸引）］。

　※臍帯巻絡があっても無理にはずさない、原則、娩出後に介助する。

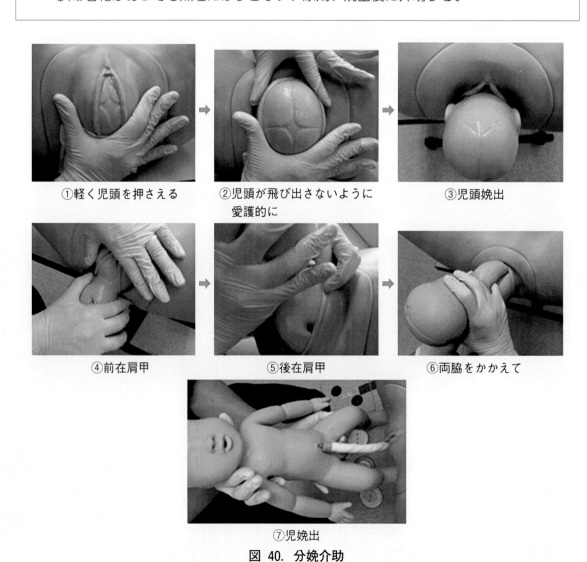

①軽く児頭を押さえる　②児頭が飛び出さないように愛護的に　③児頭娩出

④前在肩甲　⑤後在肩甲　⑥両脇をかかえて

⑦児娩出

図 40. 分娩介助

「児の出生直後のチェックポイント」

①早産児ではないか？

②弱い呼吸、啼泣ではないか？

③筋緊張はしっかりしているか？

今回のケースの児の状態

・早産児ではあるが体重はしっかりありそう（①OK）

・出生直後より元気に泣いている（②OK）

・手足はばたばたさせている（③OK）

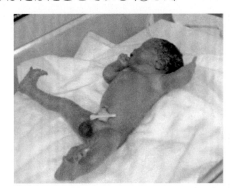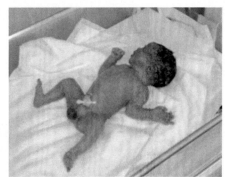

図 41. 元気な新生児写真

「ルーチンケア」（図42）

・保温（乾いたタオルで全身を素早く拭き、乾いたタオルでくるむ）

・気道開通（バルブシリンジ）

・皮膚乾燥（濡れた部分があると低体温になる）

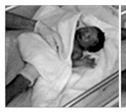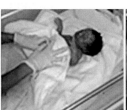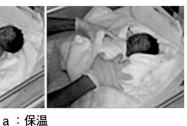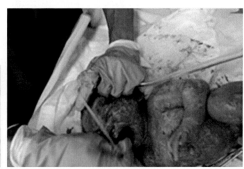

a：保温 b：気道開通

図 42. ルーチンケア

産婦人科領域で可能な処置

救急車内で救急救命士が行える産婦人科領域で可能な処置を**表7**に示す。

表 7. 産婦人科領域の処置

墜落産時の処置…臍帯処置（結紮・切断）
胎盤処理
新生児の蘇生（口腔内吸引、酸素投与、保温）
子宮復古不全（弛緩出血時）：子宮輪状マッサージ

（救急救命処置の範囲等について．平成4年3月13日付 指発第十七号 厚生省健康政策局指導課長通知）

■臍帯結紮は1つめは児の腹部から1〜2cmのところ、2つめはそこから5〜6cm離して結紮する。

■結紮時にわかることであるが、臍帯は想像以上に固いのでしっかり結紮(クランプ)する。

■しっかり結紮されていることを確認したら、その間を切断する。

■切断するときは、ハサミが児の指や外性器(男児)にかかっていないことをしっかり確認して2つの結紮間を切断する。

注意 　①臍帯が切れてしまったら両方の断端をすぐに結紮する。
　　　　②臍帯クランプがなければ、ペアンやコッヘル、それもなければタコ糸のような丈夫な糸で結紮してもよい。
　　　　③不適切に臍帯を牽引すると臍帯が切れたり、子宮内反症を引き起こすので臍帯の牽引は行わないこと。

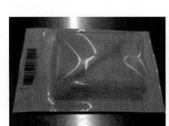
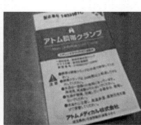
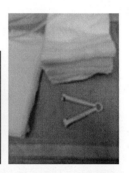

＜臍帯クランプ＞

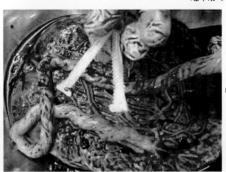

①臍帯クランプを準備

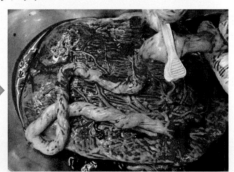

②1つめの結紮は児の腹部から1〜2cmのところで実施

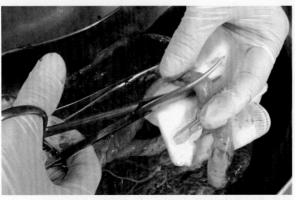

④結紮されていることを確認しその間を切断

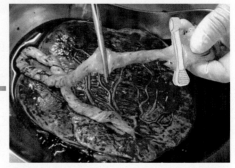

③2つめの結紮はそこから5〜6cm離して、臍帯クランプ(なければ図のようにペアンを用いてもよい)で結紮

図 43. 臍帯結紮・切断

‖ 一連の流れ ‖

①直ちに臍帯クランプ、臍帯切断。

②同時にバルブシリンジを使い気道確保（泣かせる）。

③羊水、血液を拭き取り、乾いたタオルで保温（元気な新生児の場合の対応）。

‖ 胎盤の処理 ‖（図44）

・基本的に自然に出てきた場合のみ処理をする。

・決して剥離していない胎盤を出そうと臍帯を牽引しないこと。

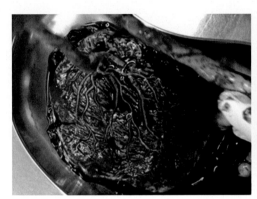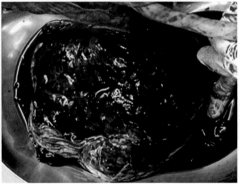

図 44. 胎盤処理

‖ 新生児の蘇生（口腔内吸引、酸素投与、保温）‖

　　口腔内吸引はバルブシリンジを用いて優しく吸引、あるいは吸引カテーテルを用いて行う（図45・46）

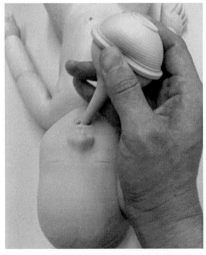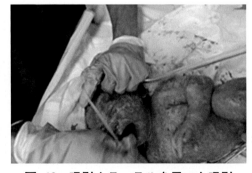

図 45. バルブシリンジを用いた 　　　図 46. 吸引カテーテルを用いた吸引
　　　　吸引

吸引カテーテルを使用する場合は以下に注意する。

・正期産児（10 Fr）、低出生児（8～6 Fr）
・羊水混濁時（14～12 Fr）
・吸引圧は 100 mmHg を超えないように
・深く入れない

‖ アプガースコア ‖

車内で分娩となった場合はアプガースコア（**表8**）を付ける。出生後、1分、5分で評価を行う。

表 8. アプガースコア
⊙出生後、1分、5分で評価します

点数	0点	1点	2点
様子（A）	全身チアノーゼ	末梢チアノーゼ	全身ピンク
心拍数（P）	0	100 未満	100 以上
刺激反応（G）	無反応	顔をしかめる	強く泣く
筋緊張（A）	だらんとする	四肢を軽くまげる	四肢を屈曲する
呼吸（R）	自発呼吸なし	不十分な自発呼吸	十分な自発呼吸

7 点未満　新生児仮死
0～3 点　第 2 度仮死
4～6 点　第 1 度仮死

今回の一連の流れは出生した児が元気な場合の対応になる。

新生児の蘇生法に関して詳しく知りたい方は、「NCPR ガイドライン 2015」などを参考にするとよい。

参考 ｜ 酸素投与（図47）

傷病者は 2 人であることを忘れないで！
①新生児の対応しながら母体も注意します。
②2 人の傷病者がいるということを忘れないでください。
③出血は？？　バイタルは？？　意識は？？
④出血がある場合は診断をつけるのは困難です。

→

タオル包帯で圧迫しながら速やかに医療機関へ搬送してください。

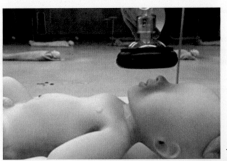

フリーフローによる酸素投与

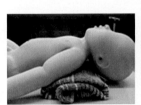

気道確保のための肩枕

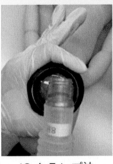

IC クランプ法

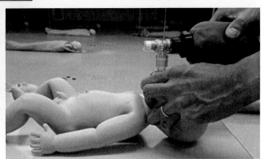

バッグ・マスク換気

図 47. 酸素投与

まとめ

　ここでは車内分娩を想定したケースを紹介しました。われわれ産婦人科医師にとって分娩は日常である一方、救急救命士の皆さんには非日常だと思います。救急車内で分娩になれば慌てるのは当然のことだと思います。しかし、できるだけ冷静に対応するように心がけてください。

　図48に児娩出から一連の流れをまとめています。また図40(76頁)の分娩介助を参考にイメージングすることが重要です。

児頭固定→娩出→前在→後在→両脇かかえてご対面！

・直ちに臍帯クランプ、臍帯切断
・同時にバルブシリンジ使い気道確保(泣かせる)
・羊水、血液を拭き取り、乾いたタオルで保温
　(元気な新生児の場合の対応)

図 48. 児娩出から一連の流れ

帝王切開術中の急変ケース

　有床診療所手術室、35歳、初産婦。妊娠38週0日、妊婦健診はきちんと受診しており既往歴も特になし。アレルギーも自身が覚えている範囲では「特にありません」と問診で確認されている。

　今回は骨盤位であるため帝王切開目的で入院しており、手術室で帝王切開術の準備を進めていた。

・手術室入室時のバイタルサイン

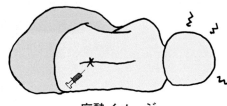

麻酔イメージ

血　圧：128/75 mmHg
心拍数：90回/分
呼吸数：16回/分
SpO₂ ：98%（room air）

　脊髄くも膜下麻酔のため、右側臥位となりL3/4より局所麻酔薬を投与された。速やかに仰むけになり、手術のため術野の消毒が開始された。

・脊髄くも膜下麻酔直後のバイタルサイン

血　圧：110/60 mmHg
心拍数：100回/分
呼吸数：18回/分
SpO₂ ：98%（リザーバー付きマスク　酸素10L/分使用）

　脊髄くも膜下麻酔の効果が十分であることを確認して、帝王切開術が開始され、午前11時11分、3,500gの元気な男児が出生した。切開した子宮筋層を縫合し始めたタイミングで母体が息苦しさを訴え始めた。

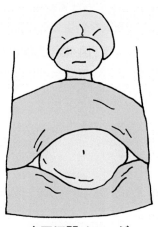

帝王切開イメージ

・母体バイタルサイン

> 血　圧：98/68 mmHg
> 心拍数：100回/分
> 呼吸数：22回/分
> SpO$_2$：96%(リザーバー付きマスク　酸素10 L/分使用)

　点滴(外液)を全開で滴下させていたが、皮膚を確認すると発赤を認め、口唇や眼瞼に強い浮腫を認めた。呼吸状態はさらに悪くなっており、ヒューヒュー音が聞こえていた。

・母体バイタルサイン

> 血　圧：85/60 mmHg
> 心拍数：120回/分
> 呼吸数：30回/分
> SpO$_2$：92%(リザーバー付きマスク　酸素10 L/分使用)

　アナフィラキシーショックを疑い、速やかにアドレナリン0.3 mgを大腿外側に筋肉注射を行った。点滴(外液)は全開投与を継続し、リザーバー付きマスク、酸素10 L/分を継続した。

・母体バイタルサイン

> 血　圧：110/80 mmHg
> 心拍数：120回/分
> 呼吸数：26回/分
> SpO$_2$：94%(リザーバー付きマスク　酸素10 L/分使用)

　リザーバー付きマスク、酸素10 L/分継続しても改善がみられないため、バッグ・バルブ・マスクを用いて換気を開始した。アドレナリン投与後7分経っても改善がみられないため再度アドレナリン0.3 mgを大腿外側に筋肉注射を行った。

　アナフィラキシーショック対応をしながら、母体搬送に備え助手が閉腹を進めていた。

　5分経過、2回目のアドレナリン投与後も改善がみられないため、再度アドレナリン0.3 mgを大腿外側に筋肉注射を行った。

　アレルゲン不明のアナフィラキシーショックが考えられたため、高度医療機関への母体搬送を決定した。

‖傷病者情報‖

・覚　知：午前11時30分
・傷病者：35歳　女性　帝王切開術中
・診断名：術中原因不明のアナフィラキシーショック疑い
・通報者：診療所助産師
・現　場：Tレディースクリニック

‖ 現場到着時 ‖

　傷病者はルート 2 本が確保された状態、バッグ・バルブ・マスクを用いた換気が行われていた。腹部は閉腹された状態であり、呼吸状態も改善傾向にあった。

> バイタルサイン　血　圧：100/60 mmHg
> 　　　　　　　　心拍数：100 回/分
> 　　　　　　　　呼吸数：24 回/分
> 　　　　　　　　SpO_2：96%（バッグ・バルブ・マスク　補助換気、
> 　　　　　　　　　　　　酸素 10 L/分）

　ストレッチャーに載せて、救急車内に搬入、受け入れ先の高度医療機関へ確認の連絡を入れて現場を離れた。

‖ 救急車内 ‖

　バッグ・バルブ・マスクでの補助換気なしでも SpO_2 が 95% 以上維持されており、発語もきちんとしていたためリザーバー付きマスク（酸素 10 L/分）に変更した。

> バイタルサイン　血　圧：110/70 mmHg
> 　　　　　　　　心拍数：100 回/分
> 　　　　　　　　呼吸数：22 回/分
> 　　　　　　　　SpO_2：97%（リザーバー付きマスク　酸素 10 L/分）

┌─ 救急車内での母体搬送のポイント ─────────────
①酸素投与、心電図モニター、SpO_2
②分娩前の母体搬送なら左側臥位、保温。今回のケースでは分娩後（帝王切開術後）のため仰臥位、保温。
③バイタルサイン（特に SI）
④外出血量の監視
⑤皮膚の色調、浮腫の増悪の監視
⑥点滴の滴下状態
⑦速やかな高度医療機関への搬送

‖ 高度医療機関到着時 ‖

> バイタルサイン　血　圧：115/80 mmHg
> 　　　　　　　　心拍数：90 回/分
> 　　　　　　　　呼吸数：20 回/分
> 　　　　　　　　SpO_2：98%（リザーバー付きマスク　酸素 10 L/分）

救急車内でも状態は落ち着いており、車内でのバイタルサインなどの申し送りを行い、高度医療機関へ引き継いだ。

‖ 高度医療機関で行われた処置 ‖

病院到着時より母体の状態は安定しており、アナフィラキシーショックの再発がないか経過観察されたが特に問題なかったため、翌日にはＴレディースクリニックに戻ることができた。後の検査でラテックスアレルギーを認め、手術中に使用されたゴム手袋がアレルゲンであったことが判明した。

解説 ｜ アナフィラキシーショック

アナフィラキシーとは急激に進行する全身性のアレルギー反応です。医療現場では急変の原因としていつでも考えておかなければならないものです。アレルゲン曝露によって引き起こされ、原因となるような物質への曝露があることが前提となります。

突然の発症で進行が早く、皮膚・粘膜症状（発疹、発赤、浮腫など）を認め、気道・呼吸・循環のいずれかに生命を脅かす異常を認めた場合はアナフィラキシーショックと診断できます。

死亡原因の多くは上気道狭窄によるもので、アナフィラキシーを疑った場合は速やかな治療介入が大切です。

初期治療としては、①アレルゲンの除去、②酸素投与と外液の急速輸液、③アドレナリンの投与（0.3〜0.5 mg筋肉注射）、が行われます。

ちなみにアナフィラキシーの三大原因は、虫刺され、薬剤、食べ物です。

虫

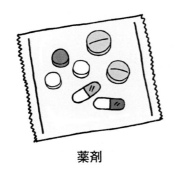

薬剤

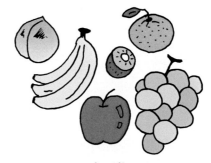

食べ物

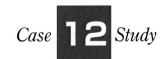

無痛分娩開始後に異常言動をきたした妊婦

　有床診療所、妊娠39週5日、38歳、初産婦。妊娠経過中は特に問題を認めていなかった。既往歴やアレルギー歴もなし。もともと痛みに対する恐怖が強く、陣痛発来したら無痛分娩を希望していた。午前8時頃より陣痛発来で入院していた。本人より早く無痛処置をしてほしいと訴えが強く、担当医が呼ばれた。

・無痛処置を行う前のバイタルサイン、内診所見

> 血　圧：130/80 mmHg
> 心拍数：85回/分
> 呼吸数：18回/分
> SpO₂ ：98%（room air）
> 内診所見：子宮口は2cm開大、児頭の高さは−2、子宮口の固さは中、未破水

　担当医が硬膜外チューブ挿入を開始した。

　9時10分、硬膜外チューブの挿入と固定が終了し、テストドーズの局所麻酔薬が投与された。その間も妊婦は「早く痛みをとって」と大騒ぎしていた。

・局所麻酔薬テストドーズ投与後のバイタルサイン

> 血　圧：132/82 mmHg
> 心拍数：80回/分
> 呼吸数：20回/分
> SpO₂ ：98%（room air）

　担当医はテストドーズ投与で問題ないと判断し、痛みが軽減しないため数回の追加投与を行った。妊婦は追加投与後も「痛みがほとんど変わらない、痛みを早くとって」と騒いでいた。

　9時30分、妊婦がやたらと口数多くおしゃべりをし始めた。痛みのためか興奮状態も強く、口の中の違和感があると騒ぎ出した。

> バイタルサイン　血　圧：180/100 mmHg
> 　　　　　　　　心拍数：110回/分
> 　　　　　　　　呼吸数：32回/分
> 　　　　　　　　SpO₂ ：96%

　妊婦の体動が激しくなり、落ち着かないため、助産師が身体を押さえながら担当医は局所麻酔薬を5mL追加で投与した。

9時35分、担当医が硬膜外に麻酔薬を追加投与していたところ、全身性のけいれんを生じた。担当医は子癇発作と判断してセルシン® 1Aの静脈注射とマグセント®の投与を行った。

ほどなくけいれんは収まったが、同時に呼吸も停止したため、リザーバー付きマスクで酸素投与を開始した。担当医は助産師にバイタルサインの計測をするように伝えたが、何回計測しても血圧は測定することはできなかった。

麻酔イメージ

バイタルサイン	意識レベル：JCS300
	血　圧：測定不能
	心拍数：波形は心室細動
	SpO_2：測定不能
	呼吸数：呼吸停止

9時45分、担当医は気管挿管を試みたがうまく行えなかった。同時に高度医療機関に連絡するように看護師に指示した。

‖ 傷病者情報 ‖

・覚　知：午前9時48分
・傷病者：38歳　女性　妊娠39週
・診断名：無痛分娩中のけいれん発作
・通報者：診療所助産師
・現　場：Kレディースクリニック

‖ 現場到着時 ‖

午前9時56分、救急隊が到着時は心肺停止の状態であった。直ちに救急隊によって心肺蘇生術（胸骨圧迫・バッグ・バルブ・マスク換気・AED装着）が開始された。

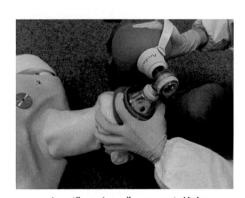

バッグ・バルブ・マスク換気

バイタルサイン	意識レベル：JCS 300
	血　圧：測定不能
	心拍数：心静止
	呼吸数：呼吸停止
	SpO_2：測定不能

心肺蘇生術を行いながら、救急車内に搬入、受け入れ先の高度医療機関へ確認の連絡を入れて現場を離れた。

‖ 救急車内 ‖

心肺蘇生術を継続しながら高度医療機関へ。

救急車内での母体搬送のポイント(心肺蘇生術)

①AEDは通常と同様に使用する。

②胸骨圧迫は少し頭側で行い、強く(5cm以上6cmを越えない)早く(100〜120bpm)絶え間なく行う。

③胸骨圧迫と人工呼吸(バッグ・バルブ・マスク換気)は30：2

④用手的子宮左方移動(分娩前)

⑤速やかな高度医療機関への搬送

‖ 高度医療機関到着後 ‖

高度医療機関でも懸命の心肺蘇生術が行われたが、治療の反応なく死亡が確認された。

‖ 高度医療機関からの報告 ‖

血液中から中毒量の局所麻酔薬が検出され局所麻酔薬中毒による母体死亡であったと報告があった。

解説 ｜ 局所麻酔薬中毒

局所麻酔薬の血管内誤投与により発生します。これは局所麻酔薬の血中濃度が急激に上昇することが原因ですが、投与する量が明らかに多い場合も発生します。異常知覚(鉄の味がする、耳鳴りがするなど)、多弁、興奮状態、血圧の急激な上昇などが出現したら局所麻酔中毒を考え、迅速な対応が必要になります。意識障害も伴い、中枢神経症状としてけいれんが起こったり、心室性不整脈から心停止に至ることもあります。急激に局所麻酔薬が血中に誤投与された場合は、前駆症状を認めず突然のけいれんや心停止を起こすこともあり注意が必要です。

対応方法は脂肪乳剤を静脈内投与し、体外循環もできる高度医療機関での管理が必要になりますので、局所麻酔中毒が疑われる場合は搬送先の病院選びにも注意が必要です。

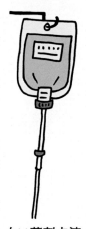

白い薬剤点滴

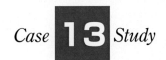

無痛分娩中に緊急帝王切開になり術中呼吸抑制をきたした症例

有床診療所。37歳、初産婦。妊娠38週0日、妊婦健診はきちんと受診しており既往歴も特になし。アレルギーも自身が覚えている範囲では「特にありません」と問診で確認されている。

もともと無痛分娩（計画）希望であったため、朝一番に硬膜外麻酔のための硬膜外チューブが挿入されていた。併せて陣痛促進剤の投与も開始されていた。陣痛の痛みはそれほど強くなく、まだ局所麻酔薬の投与は開始されていなかった。

・LDR*でのバイタルサイン

血　圧：125/77 mmHg
心拍数：90回/分
呼吸数：16回/分
SpO$_2$　：98%（room air）

・内診所見

前日に頸管拡張操作が行われていたため、子宮口開大3cm、児頭の高さ−3、子宮頸部の固さは中、展退60%、未破水。

午前11時くらいより陣痛の痛みが出現し、無痛分娩希望があったため担当医は局所麻酔薬を投与した（11時07分）。

11時14分頃には陣痛の痛みが楽になったと喜んでいた。

昼の12時くらいには陣痛間隔が2分間隔となり、分娩進行は順調と考えられた。児の心音も良好で、このまま経過を観察していく方針となった。

・LDRでのバイタルサイン

血　圧：110/60 mmHg
心拍数：80回/分
呼吸数：18回/分
SpO$_2$　：98%（room air）

・12時過ぎの内診所見

子宮口開大5cm、児頭の高さ−2　子宮頸部の固さは中、展退70%、未破水。

13時05分、陣痛の痛みが耐えられないと訴えがあったため担当医が追加で局所麻酔薬投

＊LDR：Labor（陣痛）、Delivery（分娩）、Recovery（回復）の頭文字。陣痛から産後までを同じ部屋で過ごすシステム。

与を行った。

13時10分、痛みのコントロールは良好であった。

・LDRでのバイタルサイン

血　圧：100/60 mmHg
心拍数：90回/分
呼吸数：20回/分
SpO₂：98%（room air）

13時40分、胎児心拍モニター上、遅発性一過性徐脈が頻回に出現した。明らかな常位胎盤早期剥離などの異常所見は認めないが、担当医はNRFSと判断し緊急帝王切開術を行う決定をした。

硬膜外麻酔下での帝王切開も選択肢としてあったが、十分な麻酔効果を迅速に得たいと考え脊髄くも膜下麻酔を追加で行った。

・脊髄くも膜下麻酔直後のバイタルサイン

血　圧：100/50 mmHg
心拍数：100回/分
呼吸数：22回/分
SpO₂：98%（リザーバー付きマスク　酸素10 L/分）

直ちに緊急帝王切開術が開始され14時10分には元気な赤ちゃんが出生した。担当医が母体に「おめでとう」と声をかけたところ、母体が呼吸苦を訴え出した。

・呼吸苦出現時のバイタル

意識レベル：声かけに対し目は動くが、発語できない状態
血　圧：90/50 mmHg
心拍数：80回/分
呼吸数：呼吸停止
SpO₂：84%（リザーバー付きマスク　酸素10 L/分）

担当医は明らかな原因はわからないが、呼吸停止に対してバッグ・バルブ・マスク換気を開始するとともに、点滴ルートをさらに増やすように指示し、温生食の全開投与を開始した。術中呼吸停止（原因不明）のため高度医療機関への搬送要請をスタッフに連絡するよう伝えた。

‖傷病者情報‖

・覚　知：午後14時22分
・傷病者：37歳　女性　帝王切開術中
・診断名：術中呼吸停止
・通報者：診療所看護師
・現　場：Kレディースクリニック

・バッグ・バルブ・マスク換気継続時のバイタルサイン

血　圧：90/50 mmHg
心拍数：80回/分
呼吸数：バッグ・バルブ・マスク換気
SpO$_2$：96%（バッグ・バルブ・マスク換気　酸素10 L/分）

‖現場到着時（午後14時40分）‖

　傷病者はルート2本が確保された状態、バッグ・バルブ・マスクを用いた換気が行われていた。腹部は閉腹された状態であるが、自発呼吸は認めていない。声かけに対して眼球は動くが発語はできない。

バイタルサイン　血　圧：90/70 mmHg
　　　　　　　　心拍数：80回/分
　　　　　　　　呼吸数：バッグ・バルブ・マスク換気
　　　　　　　　SpO$_2$：97%（バッグ・バルブ・マスク換気　酸素10 L/分）

　バッグ・バルブ・マスク換気を継続しながらストレッチャーに載せて、救急車内に搬入、受け入れ先の高度医療機関へ確認の連絡を入れて現場を離れた。

‖救急車内‖

　救急車には担当医も同乗した。バッグ・バルブ・マスク換気を継続していたところ、徐々に自発呼吸が回復してきた。補助換気を継続しながら高度医療機関へと向かった。

・救急車内バイタルサイン

血　圧：110/70 mmHg
心拍数：90回/分
呼吸数：バッグ・バルブ・マスク換気
SpO$_2$：97%（バッグ・バルブ・マスク換気　酸素10 L/分）

救急車内での母体搬送のポイント

①酸素投与（このケースではバッグ・バルブ・マスク換気）、心電図モニター、SpO$_2$
②分娩前の母体搬送なら左側臥位、保温。今回のケースでは分娩後（帝王切開術後）のため仰臥位、保温
③バイタルサイン（特にSI）
④外出血量の監視
⑤皮膚の色調、浮腫の増悪の監視
⑥点滴の滴下状態
⑦速やかな高度医療機関への搬送

‖ 高度医療機関到着時 ‖

バイタルサイン　血　圧：115/80 mmHg
　　　　　　　　心拍数：90回/分
　　　　　　　　呼吸数：自発呼吸ほぼ再開していたがバッグ・バルブ・マスク
　　　　　　　　　　　　補助換気
　　　　　　　　SpO₂：98％（バッグ・バルブ・マスク換気　酸素10 L/分）

車内でのバイタルサインなどの申し送りを行い、高度医療機関へ引き継いだ。

‖ 高度医療機関で行われた処置 ‖

　病院到着時、母体の呼吸状態はほぼ回復。自発呼吸は再開していたため気管挿管を行うことなく、経過をみることになった。呼吸停止となる経緯を考えると、無痛分娩で行われていた硬膜外麻酔の効果出現が比較的早かったことより、硬膜外チューブを固定する手技の際に、硬膜誤穿刺をしており、そこから局所麻酔薬が脊髄くも膜下に染み込んでいたことが推定された、この状態で緊急帝王切開術のための脊髄くも膜下麻酔が追加で行われたことにより、全脊髄くも膜下麻酔になってしまったのでは、と伝えられた。

解説┃ 全脊髄くも膜下麻酔

　本来硬膜外に入るはずの麻酔薬が、脊髄液に注入されることにより起こりうる合併症で、無痛分娩開始時のテスト投与の際に、麻酔高の評価を的確に行わなければいけません。今回のケースでは硬膜外麻酔開始時から比較的短時間で除痛ができており、脊髄くも膜下への迷入などの可能性を考えるべきケースでした。

　妊娠中の女性が呼吸苦を訴える場合は、羊水塞栓症や肺血栓塞栓などの重篤なものが多く、今回のように無痛分娩希望のため硬膜外麻酔が行われていたようなケースでは高位脊髄麻酔も念頭におき対応しなければいけません。上位に運動遮断が及ぶと当然、呼吸困難に陥り、横隔神経レベルまで及ぶと呼吸停止に至ります。

　無痛分娩の場合、硬膜外チューブ留置直後はチューブ先端が問題ない位置にあったとしても、体動により位置がずれることも十分にありうるため注意が必要です。

　交感神経がブロックされて血管拡張作用が起こると当然血圧は低下してきますが、通常は頻脈傾向を示します。ただ今回のケースでは頻脈には及んでいないことがポイントです。それは高位麻酔により心臓の交感神経系がブロックされるために比較的徐脈を示すことがあるからです。ほかにも徐脈低血圧状態を引き起こす病態はありますが、今回のケースのように無痛分娩中であった妊婦が、緊急帝王切開に至ったという経緯を考えると高位脊髄麻酔をまず疑ってよいと判断できます。

　一般的に緊急帝王切開中は胎児に気を取られやすいものですが、母体に関しても急変が起

こっていないか必ず確認しなければいけません。今回のケースでは心停止には至っていませんが、意識レベルを確認し、強い痛み刺激に反応がなく、呼吸も認めず、脈拍もはっきりとは確認できない（わからない）場合は、直ちに胸骨圧迫も開始すべきと思います。

ここで改めて（しつこいようですが）、

救急車内での母体搬送のポイント（心肺蘇生術）

①AEDは通常と同様に使用する。

②胸骨圧迫は少し頭側で行い、強く（5cm以上6cmを越えない）早く（100〜120bpm）絶え間なく行う。

③胸骨圧迫と人工呼吸（バッグ・バルブ・マスク換気）は30：2

④用手的子宮左方移動（分娩前）

⑤速やかな高度医療機関への搬送

今回のケースでは心停止には至っていませんが、呼吸停止を認めています。胸骨圧迫は必要ありませんがバッグ・バルブ・マスクによる換気を行いながら呼吸をサポートし、循環悪化を防ぐために生理食塩水などの細胞外液の急速輸液を行いながら、速やかに高度医療機関に搬送します。

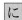

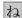

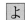

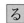

欧文索引

著者略歴

たかはし　ふみなり
高橋　文成

平成9年産業医科大学医学部卒業。同大学病院、九州労災病院、福島労災病院など
の産婦人科勤務を経て、平成15年に福岡国際総合健診センター診療所長。東府中病
院産婦人科、永井産婦人科病院、池下レディースクリニック武蔵野を経て、現在は
飯野病院産婦人科勤務。平成27年より京都産婦人科救急診療研究会京都プロトコー
ルインストラクター、現在はJ-CIMELSディレクター。

病院前周産期救急実践テキスト　改訂第2版

ISBN978-4-907095-84-0 C3047

平成27年12月1日　第1版発　行
令和元年11月10日　第1版第2刷（増補）
令和5年9月1日　改訂第2版発行

著 ──── 高　橋　文　成
発 行 者 ──── 山　本　美　惠　子
印 刷 所 ──── 三　報　社　印　刷 株式会社
発 行 所 ──── 株式会社 ぱ ー そ ん 書 房

〒101-0062 東京都千代田区神田駿河台2-4-4(5F)
電話(03)5283-7009(代表)/Fax(03)5283-7010

Printed in Japan　　　　　　　　　© TAKAHASHI Fuminari, 2015